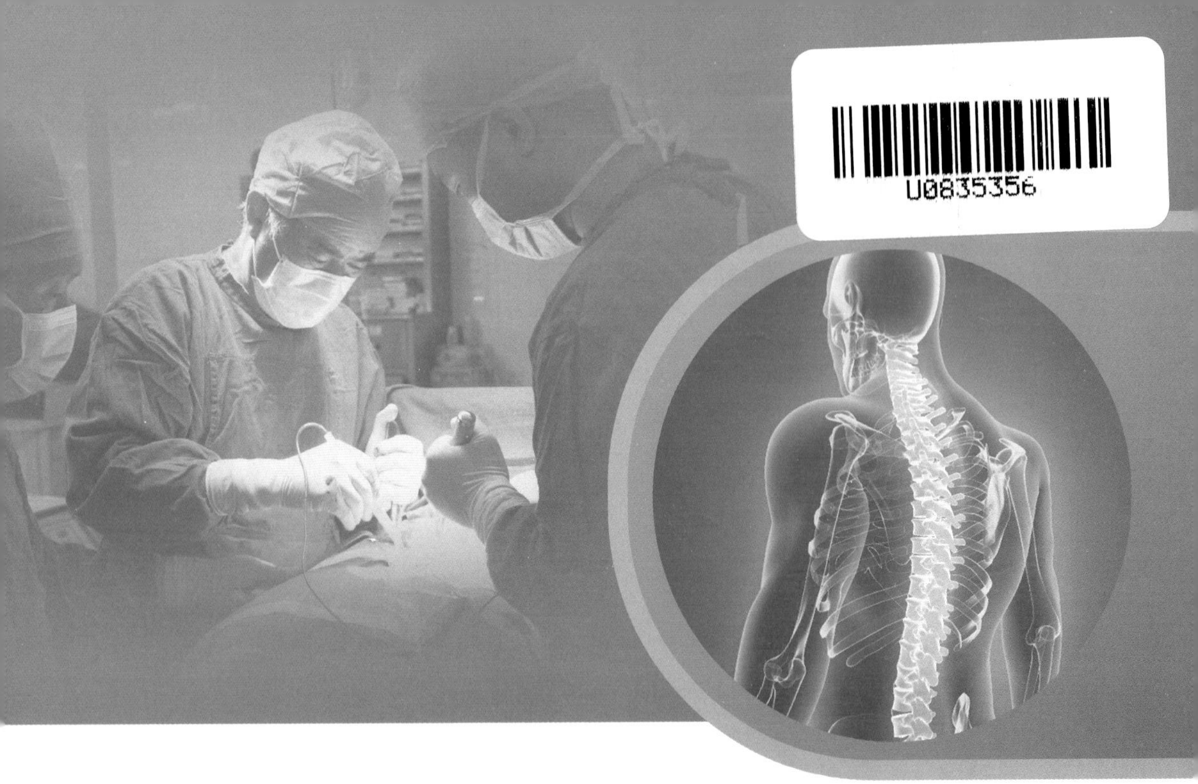

实用骨科疾病治疗技术

孙同新　谭　昊　夏广兴　韩　冰　李海亮　莫敏敏　主编

上海大学出版社

图书在版编目（CIP）数据
实用骨科疾病治疗技术 / 孙同新等主编. -- 上海：上海大学出版社, 2024. 12. -- ISBN 978-7-5671-5180-2
Ⅰ. R680.5
中国国家版本馆CIP数据核字第2025QE4929号

责任编辑 徐雁华
封面设计 品雅传媒
技术编辑 金 鑫 钱宇坤

实用骨科疾病治疗技术
孙同新 谭 昊 夏广兴 韩 冰 李海亮 莫敏敏 主编
上海大学出版社出版发行
（上海市上大路99号 邮政编码200444）
（https://www.shupress.cn 发行热线 021-66135112）
出版人 余 洋
*
山东品雅文化传媒有限公司排版
上海华业装璜印刷厂有限公司印刷 各地新华书店经销
开本 710mm × 1000mm 1/16 印张 11.25 字数 209 千
2024年12月第1版 2025年4月第1次印刷
ISBN 978-7-5671-5180-2/R·99 定价：98.00 元

编　委　会

主　编　孙同新　东营市人民医院

　　　　谭　昊　长沙市中医医院（长沙市第八医院）

　　　　夏广兴　泰安市第一人民医院

　　　　韩　冰　潍坊市中医院

　　　　李海亮　天津市中西医结合医院（天津市南开医院）

　　　　莫敏敏　新余市人民医院

副主编　吴　涛　山东省立医院菏泽医院（菏泽市立医院）

　　　　叶晓生　昆山市第一人民医院

　　　　邓　强　长春中医药大学附属医院

　　　　钟吉野　内蒙古医科大学附属医院

　　　　张艳荣　国药东风总医院

　　　　莫宗平　广西壮族自治区脑科医院

　　　　杨瑞琪　益阳市中心医院

　　　　马　迪　伊犁哈萨克自治州奎屯医院

　　　　曾宪良　永州市中心医院

编　委　刘天星　永州市中心医院

　　　　董章庆　南昌市洪都中医院

　　　　　　　　（江西中医药大学附属洪都中医院）

　　　　袁仕国　广东省中医院海南医院（海南省中医院）

前　　言

骨科学是研究运动系统伤病的科学。它内容丰富，涉及面非常广，近年来发展迅速，成果辉煌。为了总结我国近年来骨科专业取得的丰富临床经验和科研成果，反映现代骨科学理论的最新进展，我们组织了一批富有经验的骨科专家，根据各自特长，编写了这部实用价值较高的骨科学著作。

本书充实了骨科基础内容，如骨的构造和生理学、骨科常用手术器械及使用方法等；还详细介绍了创伤骨科及骨与关节疾患方面各种常见病的病因、临床表现、诊断技术、治疗技术，涉及脱位、四肢骨与脊柱损伤、骨盆损伤等；同时，鉴于骨科医师们面临的形势，也加大了对脊柱部分的介绍，使全书更接近临床，更具有实用价值。希望本书能为医务工作者处理相关问题提供参考，能为医学院校学生和基层医生的学习提供指导。

在编写过程中，由于作者较多，写作方式和文笔风格不一，再加上时间有限，难免存在疏漏和不足之处，望广大读者提出宝贵的意见和建议，谢谢。

编　者

2024 年 10 月

目　录

第一章

骨科常用器械及使用方法

骨科手术器械比较复杂，种类繁多，骨科医师必须对每种器械都熟悉，这样在手术时才能充分发挥其作用。在本节中，由于篇幅有限，只介绍骨科中较常用的器械。过去，我国对骨科器械的称谓不统一，因此在本节中我们标注了器械的英文，以利于骨科器械名称的标准化。

第一节　止血带

在四肢手术时，使用止血带可以给手术带来诸多便利。但是，止血带是一种存在潜在危险的器械，因此每个骨科医生和手术室护士必须了解如何正确使用止血带。

一、止血带的种类

止血带用于肢体的手术（如矫形、截肢、烧伤的切痂等手术）和外伤。其作用是暂时阻断血流，创造“无血”的手术视野，可减少手术中失血量并有利于精细的解剖，有时作为外伤患者的紧急止血。目前广泛使用的止血带有充气式气压止血带和橡皮管止血带两大类，充气式气压止血带较 Esmarch 止血带或 Martin 橡皮片绷带安全。

（一）充气式气压止血带

充气式气压止血带由一个气囊、压力表和打气泵组成（图 1-1）。充气式气压止血带用于上肢和下肢，该止血法所需的器械包括：①气压止血带，气压止血带类似血压计袖袋，可分成人气压止血带及儿童气压止血带、上肢气压止血带及下肢气压止血带。气压止血带还可分成手动充气式与电动充气式气压止血带。②驱血带，驱血带由乳胶制成，厚 1mm、宽 10～12cm、长 150cm。具体操作步骤如下：

（1）先用棉衬垫缠绕于上臂和大腿，绑扎气压止血带，为防止松动，可外加绷带绑紧一周固定。

（2）气压止血带绑扎妥当后抬高肢体。

（3）用驱血带由远端向近端拉紧、加压缠绕。

（4）缠绕驱血带后，向气压止血带充气并保持所需压力。

（5）松开驱血带。

如何为肥胖患者上止血带，方法如下：助手用手抓住止血带水平的软组织，并持续牵向肢体远端，然后缠绕衬垫和止血带，这样可以维持止血带的位置。在上止血带前，排净气囊中的残余气体。缠绕止血带后，用纱布绷带在其表面缠绕固定，防止其在充气过程中松脱。在止血带充气前，应将肢体抬高 2 分钟，或者用无菌橡皮片绷带或弹力绷带驱血。驱血须从指尖或趾尖开始，至止血带近侧 2.5~5cm 为止。如果橡皮片绷带或弹力绷带超过止血带平面，那么止血带在充气时会向下滑移。止血带充气时应迅速，防止在动脉血流阻断前静脉血灌注。

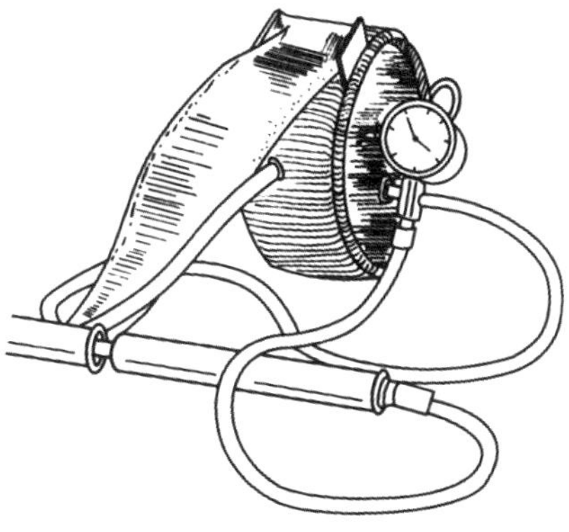

图 1-1　充气式气压止血带

目前，关于止血带充气压力的确切数字尚存在争议，但是多年来，临床上采用的压力通常高于实际需要的压力。充气通常所需压力如表 1-1。

表 1-1　气压止血法所需充气压力

	上肢	下肢
成人	300mmHg	500~600mmHg
儿童	200~250mmHg	300mmHg

在某种程度上，止血带压力取决于患者的年龄、血压和肢体的粗细。Reid、

Camp 和 Jacob 应用 Doppler 听诊器测量能够消除周围动脉搏动的压力，然后在此基础上增加 50~75mmHg，维持上肢止血的压力为 135~255mmHg，维持下肢止血的压力为 175~305mmHg。Estersohn 和 Sourifman 推荐下肢的止血带压力为高于术前患者收缩压 90~100mmHg，平均压力为 210mmHg。有学者推荐上肢止血带压力高于术前患者收缩压 50~75mmHg，下肢止血带压力高于术前患者收缩压 100~150mmHg。

根据 Crenshaw 等的研究，宽止血带所需要的止血压力低于窄止血带。Pedowitz等证实弧形止血带适于锥形肢体（图 1-2），应避免在锥形肢体上使用等宽的止血带，尤其是对于肌肉发达或肥胖的患者。

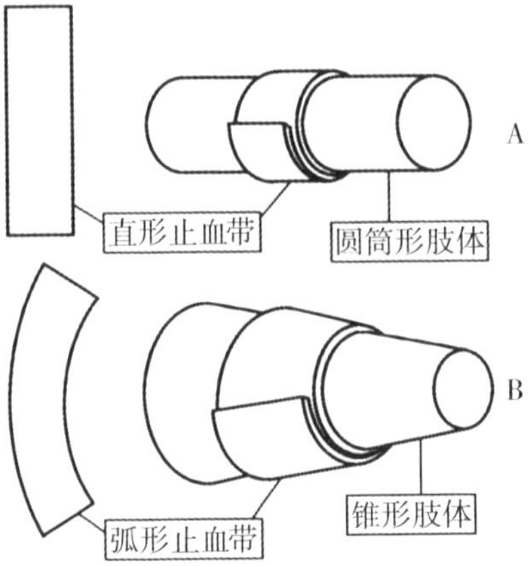

图 1-2　弧形止血带适于锥形肢体

（二）Esmarch 止血带

Esmarch 止血带目前各地仍在应用，是最安全、最实用的弹性止血带，它仅用于大腿的中段和上1/3，虽然在应用上受限，但是其止血平面高于气囊止血带。

Esmarch 止血带不能在麻醉前使用，否则会导致内收肌持续痉挛，麻醉后肌肉松弛使止血带变松。先将手巾折成 4 层，平整地缠绕大腿上段，然后将止血带置于其上。方法如下：一手将链端置于大腿外侧，另一只手从患者大腿下面将靠近链端的橡皮带抓住并拉紧，当止血带环绕大腿后重叠止血带，保证止血带之间无皮肤和手巾，持续拉紧皮带，最后扣紧皮带钩。

（三）Martin 橡皮片绷带

Martin 橡皮片绷带可以在足部小手术中用作止血带。抬高小腿，通过缠绕橡皮片绷带驱血，直至踝关节上方，用夹子固定，松开绷带远端，暴露手术区。

二、止血带的适应证与禁忌证

（1）止血带仅用于四肢手术。

（2）使用止血带时必须有充分的麻醉。

（3）患肢有血栓闭塞性脉管炎、静脉栓塞、严重动脉硬化及其他血管疾病者禁用。

（4）橡皮管止血带仅用于成年患者的大腿上部，儿童患者或上肢不宜使用。

三、使用止血带的注意事项

（1）上止血带的部位要准确，缠在伤口的近端。上肢在上臂上1/3，下肢在大腿中上段，手指在指根部。与皮肤之间应加衬垫，在绑扎止血带的部位必须先用数层手巾或其他衬垫缠绕肢体，然后将止血带缠绕其上。衬垫必须平整、无皱褶。

（2）止血带的松紧要合适，以远端出血停止、不能摸到动脉搏动为宜。过松易造成动脉供血未压住，静脉回流受阻，反使出血加重；过紧容易发生组织坏死。

（3）为了尽量减少使用止血带的时间，充气式气压止血带必须在手术前开始充气。灭菌的橡皮管止血带也应在手术开始前绑扎。

（4）在消毒时不要让消毒液流入止血带下，以免引起皮肤化学烧伤。

（5）使用止血带前通常需要驱血，但在恶性肿瘤或炎症性疾病时禁止驱血。

（6）使用止血带的时间达到1小时后，应通知手术医生。一般连续使用止血带的时间不宜超过1.5小时，若需长时间使用，则应每隔1~1.5小时放松一次，使血液流通5~10分钟。充气式气压止血带应予以妥善保存，所有的气阀及压力表应做常规定期检查。非液压压力表应做定期校准，如果校准时止血带压力表与测试压力表的差值大于20mmHg，该止血带应予以检修。止血带压力不准确，通常是造成止血带损伤的重要原因。压力表上应悬挂说明卡片。

四、止血带瘫痪的原因

（1）止血带压力过高。

（2）压力不足导致止血带的部位被动充血，从而导致神经周围出血压迫。

（3）止血带应用时间过长。止血带应用时间的长短尚无准确规定，随患者年龄和肢体血液供应情况而定，原则上，对于50岁以下的健康成年人用止血带的最长时间不应超过2小时。如果下肢手术时间超过2小时，那么应尽可能快地结束手术，这样要比术中放气10分钟后再充气的手术效果好。研究表明，延长止血带使用时间后，组织需要40分钟才能恢复正常，以往认为止血带放气10分钟后组织恢复正常的看法是错误的。

（4）未考虑局部解剖。

第二节 骨科基本手术器械

一、牵开器

牵开器的作用是更好地显露手术视野，使手术易于进行，并保护组织，避免意外伤害。常用的有自动牵开器、Hohmann牵开器、Voikman牵开器、Legenback牵开器，Bristow牵开器、直角牵开器、皮肤拉钩、尖拉钩等（图1-3）。

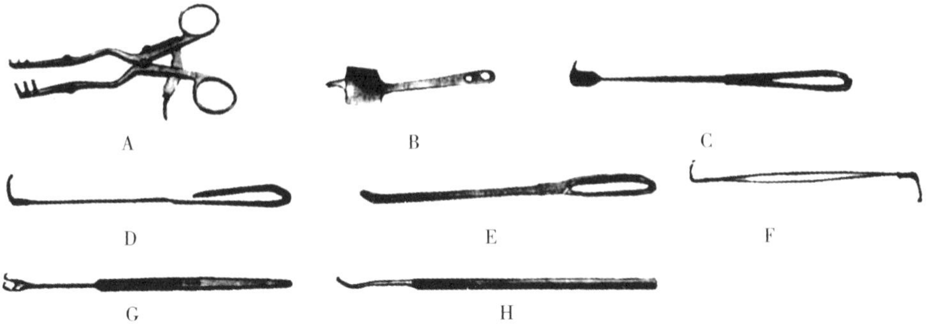

图1-3 各种牵开器

A. 自动牵开器；B. Hohmann牵开器；C. Voikman牵开器；D. Legenback牵开器；E. Bristow牵开器；F. 直角牵开器；G. 皮肤拉钩；H. 尖拉钩

二、持骨钳

持骨钳用以夹住骨折端，使之复位并保持复位后的位置，以便于进行内固定。种类较多，有速度锁定型锯齿状复位钳、复位钳、速度锁定型点式复位钳、Lowman骨夹等（图1-4）。

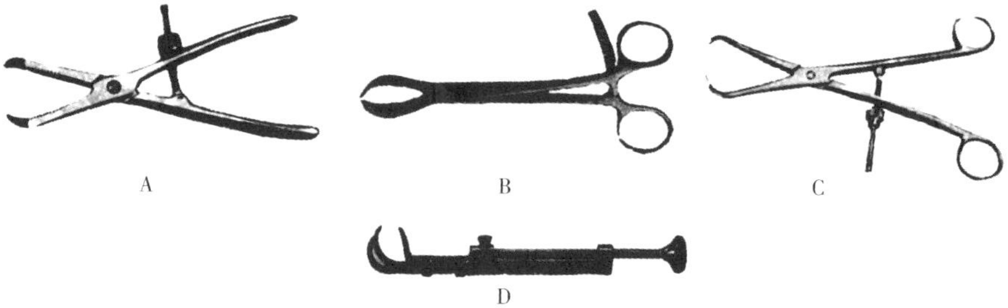

图 1-4　各种持骨钳

A. 速度锁定型锯齿状复位钳；B. 复位钳；C. 速度锁定型点式复位钳；D. Lowman 骨夹

三、骨钻

骨钻分手动钻、电动钻和气动钻三种（图 1-5）。手动钻只能用于在骨上钻孔。电动钻和气动钻除可用于钻孔外，还可以连接锯片等附件，成为电动锯或气动锯，可用于采取植骨片和截骨等。

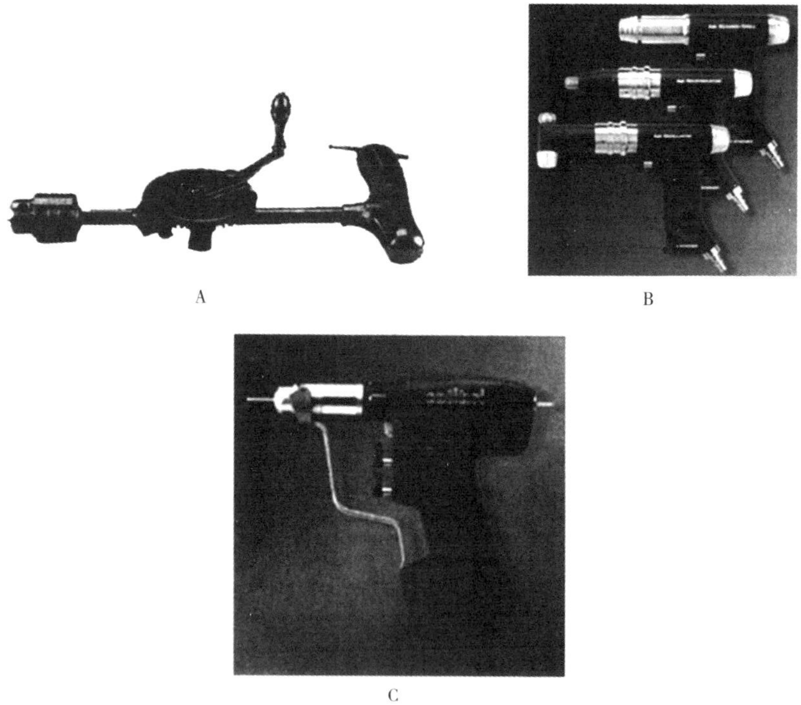

图 1-5　骨钻

A. 手动钻；B. 电动钻；C. 气动钻

四、骨切割工具

骨切割工具包括咬骨钳、骨剪、骨凿、骨刀、刮匙、骨膜剥离器、截肢锯等。

咬骨钳和骨剪用于修剪骨端，除有各种不同角度的宽度外，亦有单、双关节之分（图 1-6）。

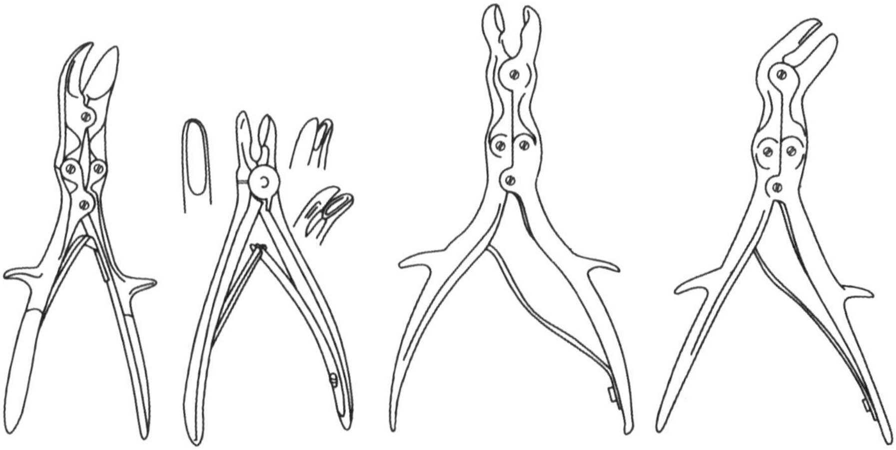

A　B　C

图 1-6　骨剪和咬骨钳

A. 双关节骨剪；B. 单关节咬骨钳；C. 不同角度和宽度的双关节咬骨钳

骨凿与骨刀用于截骨与切割骨。骨凿头部仅为一个斜坡形的刃面，骨刀头部为两个坡度相等的刃面。有各种形状和宽度的骨凿与骨刀（图 1-7）。

刮匙用于刮除骨组织、肉芽组织等。

骨膜剥离器可用于剥离骨组织表面的骨膜或软组织等（图 1-8）。

截肢锯可用于切断骨。

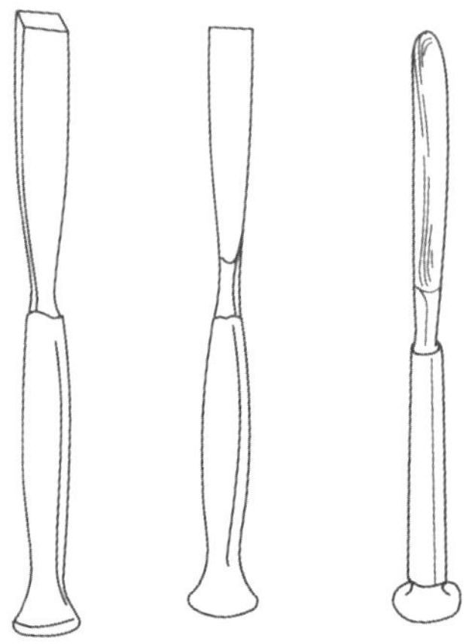

图 1-7　骨凿与骨刀

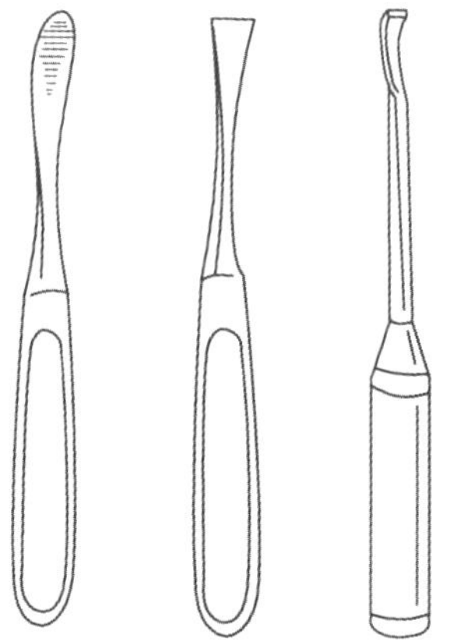

图 1-8　各种形式的骨膜剥离器

第三节　创伤骨科手术器械

创伤骨科的常用手术器械（图 1-9）：钻头、骨丝攻、螺丝改锥、钢板折弯器、深度测量器、钻孔套管、空心钻、钢丝引导器等。

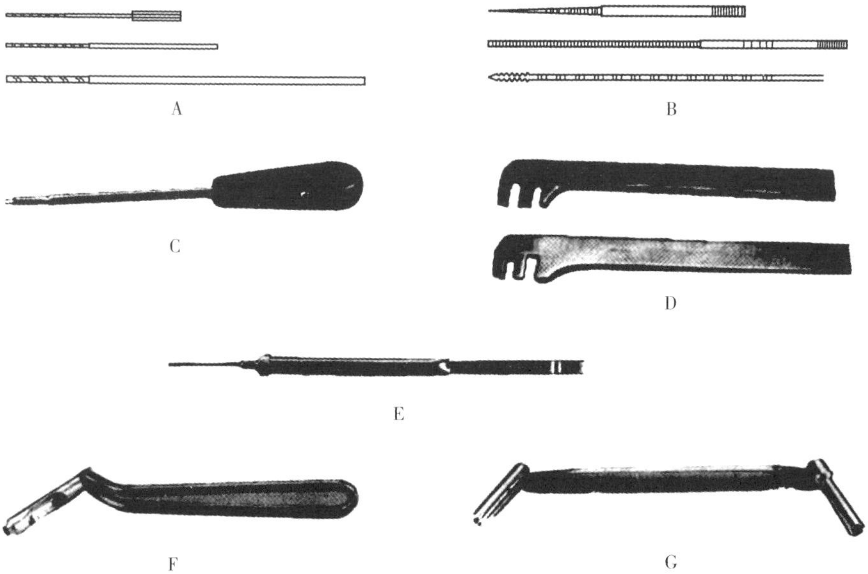

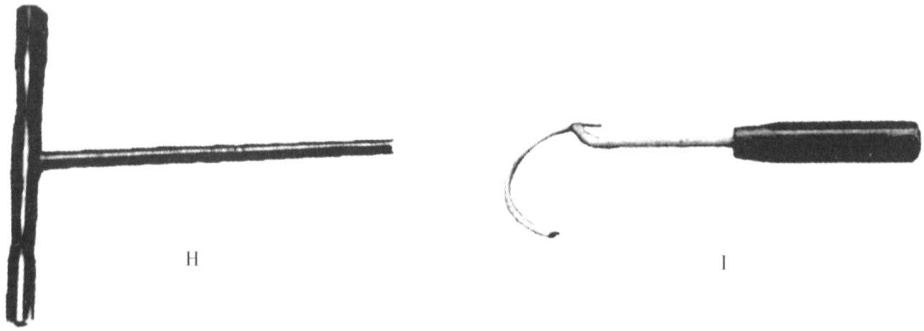

图 1–9 创伤骨科的常用手术器械

A. 钻头；B. 骨丝攻；C. 螺丝改锥；D. 钢板折弯器；E. 深度测量器；F、G. 钻孔套管；H. 空心钻；I. 钢丝引导器

第四节 脊柱内固定的基本手术器械

脊柱内固定手术分为前路手术及后路手术，按部位又可分为颈段、胸段、胸腰段、腰段及腰骶段等，因此脊柱内固定涉及的手术器械相对复杂繁多，在此我们只介绍其中比较常用的，如加压钳、撑开钳、持棒钳、断棒器、弯棒钳、椎弓根开路器、椎弓根开路锥以及球形头探针等（图 1–10）。

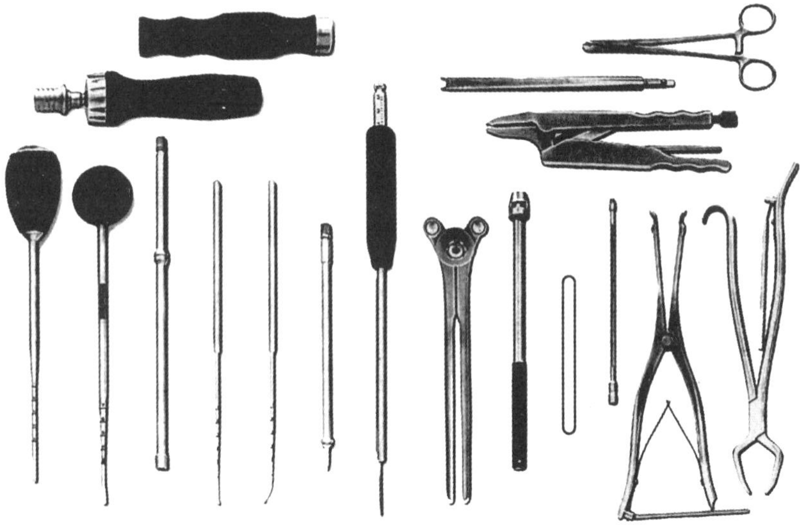

图 1–10 常见脊柱内固定手术器械

第二章

脱位

第一节　胸锁关节脱位

胸锁关节脱位较为少见。按损伤性质，可分为急性和慢性胸锁关节脱位；按脱位程度，分半脱位和全脱位；按锁骨内端脱出方向，分为前脱位和后脱位。胸锁关节脱位并不常见，仅占肩胸部脱位总数的 1%，其中胸锁关节前脱位较多，后脱位罕见。随着交通事故的增多，其发病率逐渐增加。

一、解剖

胸锁关节是由锁骨内端与胸骨柄的锁骨切迹与第 1 肋骨间所构成（图 2-1），系双摩动关节，它被关节囊和韧带围绕固定，前后还有肌肉加强，故稳定不易脱位。胸锁关节是肩带与躯干相连接的唯一关节，肩肱关节无论向何方向运动，均需要胸锁关节和肩锁关节的协同。锁骨内侧端的大小与胸骨柄的锁骨切迹不匹配，锁骨关节面一半以上位于胸骨的上方，使得该关节存在不稳定因素，但是由于胸锁关节前韧带和关节囊内关节盘可以防止锁骨向前、向上脱位，后韧带、锁骨间韧带以及肋锁韧带可防止锁骨向后脱位，胸锁乳突肌和胸大肌对该关节亦有稳定作用，因此，胸锁关节脱位在临床上较为少见。

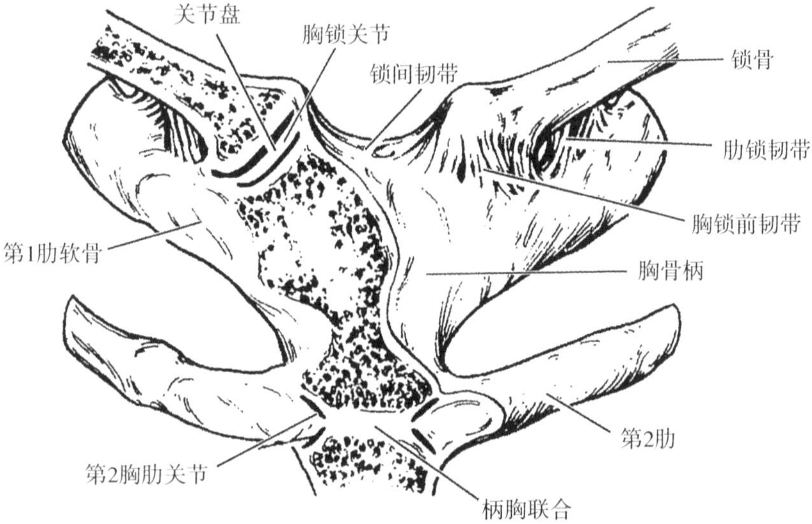

图 2-1　胸锁关节解剖

二、病因病机与病理变化

1. 病因病机

（1）直接暴力：暴力直接冲击锁骨内端，使其向后、向下脱出，形成胸锁关节后脱位。

（2）间接暴力：暴力作用于肩部，使肩部急骤地向后、向下用力，在锁骨内端与第 1 肋上缘支点的杠杆作用下，可引起锁骨内端向前、向上脱出，形成胸锁关节前脱位。胸锁关节脱位以间接暴力为主。

（3）持续劳损：劳动和运动中，经常地使锁骨过度外展，胸锁韧带受到一种慢性的强力拉伤，在轻微暴力作用下，胸锁关节逐渐形成慢性外伤性脱位。

2. 病理变化

胸锁关节脱位的病理变化是关节移位，关节囊和胸锁韧带的撕裂。严重者，肋锁韧带发生撕裂。严重的后脱位，可压迫纵隔内重要脏器，引起呼吸困难、咽下不便和颈部血管被压等症状。

三、临床分型

胸锁关节脱位主要以 Rockwood 分型为标准，可分为以下两型：①前脱位，最常见类型，锁骨近端脱位于胸骨柄前缘的前方或前上方。②后脱位，较少见，锁骨近端脱位于胸骨柄后缘的后方或后上方（图 2-2）。

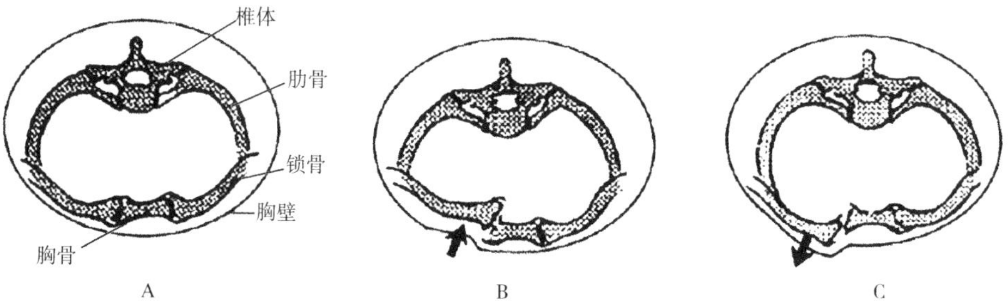

图 2-2　胸锁关节脱位的 Rockwood 分型

A. 正常；B. 后脱位；C. 前脱位

四、临床表现

有明显外伤史，伤后胸锁关节部位畸形、疼痛、肿胀或有瘀斑。前脱位，关节局部出现高突；后脱位，则关节局部空虚凹陷。后脱位时，如果锁骨头压迫气管和食管，可产生窒息感和吞咽困难，若刺破肺尖可产生皮下气肿，触诊时胸锁关节部空虚。若属慢性损伤而引起脱位者，关节出现高突疼痛，但常无明显的外伤史。

五、辅助检查

1. X 线检查

摄 X 线片可明确诊断和确定有无合并骨折。摄片时，最好拍摄斜位或侧位 X 线片，胸部正位 X 线片常漏诊。

2. CT 检查

常规做 CT 平扫，同时可了解有无并发症。

六、诊断与鉴别诊断

1. 诊断

患者有明显外伤史，伤后局部疼痛肿胀，交叉外展或同侧压迫时加重，同侧上肢活动受限，以托住患侧上肢、头偏向脱位侧来减轻疼痛。前脱位患者胸锁关节处有前凸畸形，可触及向前脱位的锁骨头；后脱位患者可触及胸锁关节前侧有空虚感，但视诊时可因软组织肿胀而无凹陷。后脱位常伴有严重的并发症，包括臂丛神经压迫、血管受压、气胸、呼吸窘迫、吞咽困难、声音嘶哑甚至死亡、胸廓出口综合征、锁骨下动脉受压等。

2. 鉴别诊断

（1）锁骨骨折：两者有相似的受伤机制，包括疼痛、肿胀、活动受限，而胸锁关节脱位两侧胸锁关节明显不对称，可有异常活动，锁骨内端可突出或空虚；而锁骨骨折可扪及骨擦音和骨擦感，在外观上锁骨有明显的台阶现象，X线片可见明显的锁骨骨折线。

（2）骨质疏松症胸锁关节疼痛：两者有相似的疼痛症状，骨质疏松症可引发胸锁关节疼痛，对于年长者尤其更年期女性患者较为明显。此外，骨质疏松症为慢性疾病，而胸锁关节脱位属于急性损伤，有明确外伤史。

（3）强直性脊柱炎胸锁关节疼痛：强直性脊柱炎可引发胸锁关节疼痛，但患者多较为年轻，强直性脊柱炎为慢性疾病，而胸锁关节脱位属于急性损伤，有明确外伤史。症状，强直性脊柱炎为持续性疼痛，且可累及全身多个关节疼痛；体征，锁骨头未扪及明显的凸起或空虚感；辅助检查，HLT-B27 实验室检查多为阳性。

七、治疗

轻度损伤，主要是对症处理。上肢做三角巾悬吊，最初 24～36 小时局部用冰袋冷敷，以后改用热敷，4～5 天后逐渐实施练功活动，一般 10～14 天可恢复。

1. 手法复位

（1）急性胸锁关节脱位：应采用高度后伸外旋及轻度外展关节的方法来修复脱位，即与锁骨骨折的方法基本相同。①前脱位，操作简便，即将肩关节向上、后、外方推动，一人推挤其高突的锁骨远端，使之复位。②后脱位，大部分后脱位都可采用闭合复位。局部麻醉后患者仰卧，将沙袋垫于两肩胛骨之间，患者上臂悬于床外，由助手向下牵拉，术者双手捏住锁骨，将锁骨的内侧端向上、前、外牵拉，关节复位时可听到响声，而且能立即触及锁骨内侧。复位后肩部做“8”字石膏绷带固定，6 周后拆除。如手法复位不成功，可用毛巾钳夹住锁骨近端向前牵引复位。

（2）慢性外伤性胸锁关节脱位：慢性损伤者或一次性急性损伤后，没有明显症状，运动功能基本良好，或仅阴天或劳动后始有不适，疼痛严重者，可用泼尼松加普鲁卡因局部封闭治疗。无须手法整复，效果良好。若症状显著，运动功能丧失者，应采取上述手法修复。

2. 固定

用双圈固定两侧肩关节，与锁骨骨折固定方法相同。或将上肢屈肘 90°，用三角巾绕颈悬吊于胸前。固定 4 周左右。胸锁关节脱位整复容易，保持复位困难，除去固定后往往仍有半脱位，但对功能无大妨碍。

3. 辨证施治

初期肩部肿胀疼痛，宜活血祛瘀消肿镇痛，以舒筋活血汤内服。中期肿痛减轻，宜舒筋活血、强壮筋骨，以壮筋养血汤内服。后期症状近消失，宜补肝肾、舒筋活络，以补肾壮筋汤加减内服。损伤后期，关节功能障碍者，以损伤洗方熏洗。

4. 手术疗法

适用于以创伤性胸锁关节完全脱位闭合方法无法复位，或复位后无法维持固定者；后脱位压迫胸骨后方重要组织器官导致呼吸困难、声嘶及大血管功能障碍等严重并发症者；非手术治疗后发生习惯性脱位、持续性疼痛并致功能障碍者；存在小片骨折复位后不易维持关节对合关系者。

采取手术切开复位内固定，以克氏针暂时固定，待韧带关节囊修复后，再拔除钢针，克氏针固定有移位的风险；或者使用缝合锚钉或强力线缝合固定。陈旧性脱位无功能障碍且疼痛不严重者，不主张手术治疗。若须手术治疗，则采用锁骨内端切除术等。

八、并发症

胸锁关节后脱位常伴有严重的并发症，包括臂丛神经压迫、血管受压、气胸、呼吸窘迫、吞咽困难、声音嘶哑甚至死亡、胸廓出口综合征、锁骨下动脉受压，甚至劳力性呼吸困难和气管食管瘘形成致命性的败血症。

九、功能锻炼与预后

1. 功能锻炼

初期注意活动患肢关节，多做指、腕、肘关节的屈伸活动，以促进气血流畅。中后期或解除固定后，逐渐以“上提下按”“前俯分掌”等动作锻炼其功能，促进损伤关节的功能恢复。

2. 预后

以往对于胸锁关节脱位多采取非手术治疗，或采用锁骨内端切除治疗，但由于关节脱位后关节囊及周边的重要韧带均受到不同程度的损害，复位后关节非常不稳定，再加上锁骨被强有力的胸大肌、胸锁乳突肌和斜方肌附着，肌肉的收缩很容易导致关节的再脱位。因此对于年轻或要求有一定活动能力的患者均建议手术治疗。

第二节　肩锁关节脱位

肩锁关节脱位是肩部常见损伤之一，多由直接暴力所致，肩锁关节脱位约占肩部损伤的12%。因为许多轻度损伤的患者没有寻求医治，所以其实际发病率可能被低估。男性发病是女性的5~10倍。肩锁关节不完全损伤大约是完全损伤的2倍。在美国，这些病例主要是参加体育运动的年轻人，美式足球运动员常见此类损伤。在其他发达国家则常见于橄榄球、足球运动员等。中国以骑摩托车、自行车摔倒者较常见。

一、解剖

肩锁关节是由肩峰与锁骨外端构成的一个平面关节，由关节囊、肩锁韧带、三角肌、斜方肌和喙锁韧带等维持关节的稳定（图2-3）。特别是喙锁韧带对稳定肩锁关节有特殊的重要作用。当肩部承受暴力时，喙肩韧带断裂，使锁骨至肩峰处分离，向后向上移位，称为肩锁关节脱位。

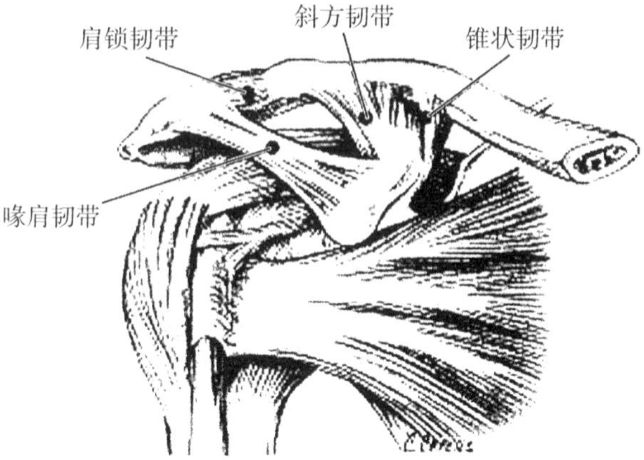

图2-3　肩锁关节周围结构

二、病因病机

肩锁关节脱位多由直接暴力所致。当肩关节处于外展、内旋位时，外力直接作用于肩顶部，由上向下冲击肩峰，即可造成。间接暴力所致者，多由上肢向下过度牵拉引起。

半脱位时仅肩锁关节囊和肩锁韧带撕裂。锁骨外侧端由于喙锁韧带的限制作用，仅有限度地向上移位。全脱位时，喙锁韧带亦撕裂，锁骨与肩峰完全分离，并显著向上移位，严重影响上肢功能（图2-4）。

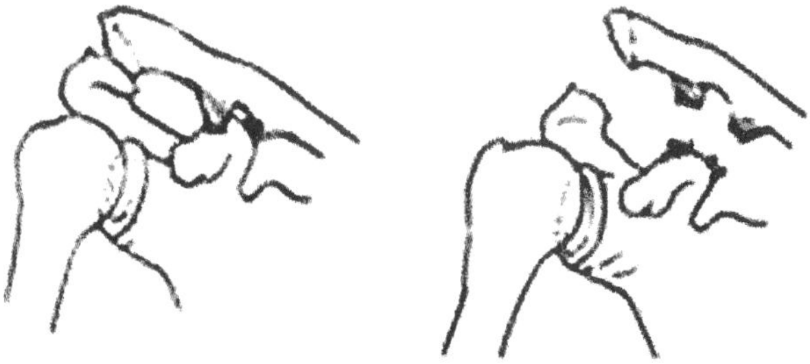

A　　　　B

图 2-4　肩锁关节脱位

A. 半脱位；B. 全脱位

三、临床分型

肩部损伤轻者，仅是关节囊撕裂。重者，肩锁韧带、喙锁韧带等断裂，锁骨外端向上翘起移位或向上略向后方翘起，移位较为严重。

1. Tossy 分类

肩锁关节脱位习用 Tossy 分类，分为 3 级：Ⅰ级，肩锁关节损伤；Ⅱ级，肩锁关节半脱位（有关节囊、肩锁韧带、喙锁韧带损伤）；Ⅲ级，肩锁韧带与喙锁韧带全断裂，肩锁关节全脱位。

2. Rockwood 分型

目前多采用改良的肩锁关节损伤的 Rockwood 分型（图 2-5）。

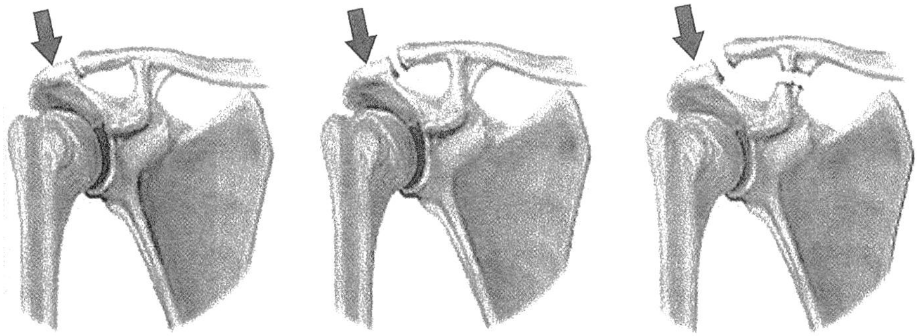

Ⅰ型　　Ⅱ型　　Ⅲ型

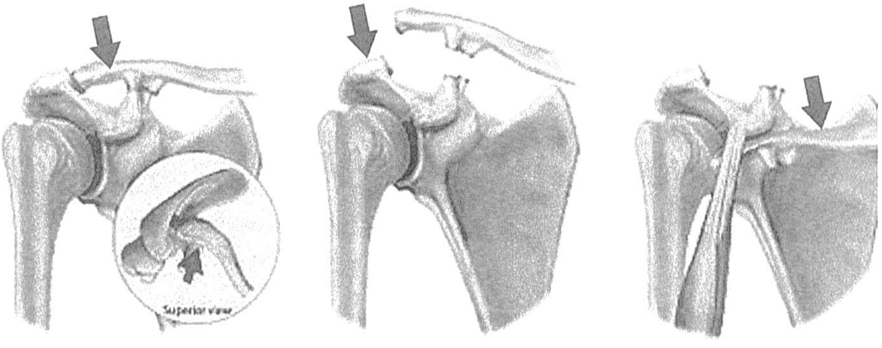

Ⅳ型　　Ⅴ型　　Ⅵ型

图 2-5　肩锁关节脱位 Rockwood 分型

Ⅰ型：肩锁韧带挫伤，肩锁关节、喙锁韧带、三角肌及斜方肌均完整。

Ⅱ型：肩锁韧带断裂，肩锁关节增宽（与正常肩关节相比可以是轻微的垂直分离），喙锁韧带挫伤，三角肌和斜方肌完整。

Ⅲ型：肩锁韧带断裂，肩锁关节脱位和肩部整体向下移位，喙锁韧带断裂，喙锁间隙比正常肩关节增大 25%～100%，三角肌和斜方肌通常从锁骨的远端分离。

Ⅳ型：喙锁韧带断裂，肩锁关节脱位和锁骨在解剖学上向后移位进入或穿过斜方肌，喙锁韧带完全断裂，喙锁间隙可移位，但肩关节仍正常，三角肌和斜方肌从锁骨的远端分离。

Ⅴ型：肩锁韧带断裂，喙锁韧带断裂，肩锁关节脱位，锁骨与肩胛骨明显不平，三角肌和斜方肌通常从锁骨的远侧 1/2 处分离。

Ⅵ型：肩锁韧带断裂，在喙突下型喙锁韧带断裂，在肩峰下型喙锁韧带完整，肩锁关节脱位，锁骨向下移位到肩峰或喙突，在喙突下型中喙锁间隙相反（例如锁骨在喙突下），或在肩峰下型中喙锁间隙减小（例如锁骨在肩峰下），三角肌和斜方肌通常从锁骨的远端分离。

四、临床表现

（1）有明显外伤史。

（2）伤后局部疼痛、压痛、肿胀。半脱位者，锁骨外侧端向上移位，肩峰与锁骨不在同一水平面上，可触及高低不平的肩锁关节。双侧对比，被动活动时患侧锁骨外侧端活动范围增加，肩关节功能障碍。全脱位者，锁骨外侧端隆起，畸形明显，患侧上肢外展、上举活动困难。检查时，肩锁关节处可摸到一凹陷沟，局部按压有明显弹跳征，如按琴键。

五、辅助检查

1. X 线检查

疼痛部位单一准确，急性肩锁关节损伤的诊断相对容易。按琴征阳性。肩锁关节 X 线片检查包括：双侧肩锁关节前后位片、Zanca 斜位片及腋位片，特殊情况时可摄应力 X 线片。

2. CT 检查

Ⅳ型损伤时做 CT 检查可以更好地显示锁骨远端后移的程度。损伤后期，部分病例伴有肩锁关节慢性疼痛及不适，其原因并不十分清楚。在一些有症状的陈旧性肩锁关节脱位的患者中，从 X 线片上往往可看到锁骨远端骨吸收及囊性变。在手术中常常可看到关节软骨盘及锁骨远端的退行性改变，这可能是高级别损伤疼痛的原因。

3. MRI 检查

可能会对鉴别症状的原因有帮助。

六、诊断与鉴别诊断

1. 诊断

（1）有外伤史。

（2）肩部局部肿胀疼痛，伤肢外展、上举活动困难，锁骨外端高起，双侧对比明显，肩锁关节处可摸到一凹陷，可触到肩锁关节松动，上下活动范围增加。当托起肘关节并将锁骨下压时畸形可以消失，去除对抗力时畸形再现，即按琴征阳性。

（3）肩锁关节脱位患者可做左右肩关节前后位 X 线片对照，如患者站立，双手分别提约 5kg 重物摄片，肩峰与锁骨距离增大即为脱位。射线向上呈角 10°~15°位拍摄 X 线片，可更明确肩峰与锁骨远端间距离。

2. 鉴别诊断

（1）肩关节前脱位：受伤机制与本病相近，临床均表现为肩部肿痛、活动受限。但肩关节前脱位在体征上有方肩畸形，可扪及异位肱骨头，肩关节弹性固定。

（2）肱骨外科颈骨折：受伤机制、临床症状及体征均相似，但肱骨外科颈骨折肿胀及瘀斑较明显，胸肋部外侧上端环形压痛，可有异常活动，X 线片见骨折线位于肱骨外科颈。

（3）肩峰骨折：两者均为肩部肿痛，但肩峰骨折压痛点位于肩峰部，被动外展时可有一定的活动度，X 线片可见肩峰骨折线。

（4）锁骨骨折：与锁骨骨折尤其锁骨中、外 1/3 处骨折容易混淆。两者均有疼痛、肿胀、活动受限的情况。锁骨骨折在锁骨处可有骨擦感，锁骨可有明显台阶现象，X 线片可明确诊断。

七、治疗

肩锁关节脱位的治疗思路建立在脱位分型的基础上。肩锁关节脱位手法整复较容易，但维持其对位困难。对于 Rockwood 分型Ⅰ～Ⅲ型目前多主张非手术治疗，Ⅲ型非手术治疗失败后可采用手术治疗；对于 Rockwood 分型Ⅳ型以上者建议采用手术治疗。

1. 手法复位

患者取坐位，患侧肘关节屈曲 90°，操作者一只手将肘关节向上托，另一只手将锁骨外侧端向下压，肩锁关节即可得到复位。

2. 固定

（1）胶布固定法：复位后，屈肘 90°，将高低纸压垫置于肩锁关节前上方，另取 3 个棉垫，分别置于肩锁关节、肘关节背侧及腋窝部，然后用 3～5cm 的宽胶布，自患侧胸锁关节下，经锁骨上窝斜向肩锁关节处，顺上臂向下绕过肘关节背侧反折，沿上臂向上，再经过肩锁关节处，拉向同侧肩胛下角内侧固定，亦可取另一条宽胶布重复固定一次。固定时，术者两手始终保持纵向挤压力，助手将胶布拉紧固定。

（2）“∞”字绷带固定：临床上有传统斜“∞”字绷带固定，双“∞”字绷带固定。

（3）各式肩肘腋带法外固定法：如 Kenny-Howard 固定带固定法。

（4）其他：Zero 位固定方式，另外亦可用各种压迫带法固定等。其目的是压迫锁骨远端向下，推动肘部向上，以使脱位复位并维持之，直至破损的关节囊及肩锁韧带愈合。固定时间为 5～6 周。

3. 辨证施治

初期肩部肿胀、疼痛，宜活血祛瘀消肿镇痛，以舒筋活血汤内服。中期肿痛减轻，宜舒筋活血，强壮筋骨，以壮筋养血汤内服。后期症状近消失，宜补肝肾、舒筋活络，以补肾壮筋汤加减内服。损伤后期，关节功能障碍者，以损伤洗方熏洗，可配合按摩推拿治疗。

4. 手术治疗

肩锁关节全脱位，若外固定不能维持其对位者，多采用手术切开复位内固定。如克氏针张力带、锁骨钩钢板、强力线或锚钉等修复、加强或重建喙锁韧带等。

陈旧性肩锁关节脱位，若仅有脱位，无明显功能障碍和症状者，则无须治疗。有明显疼痛及功能障碍者，则考虑手术治疗，手术方法较多。

八、并发症

（1）非手术治疗有压疮及神经血管损伤等并发症，多见于压迫力过大及随访不及时等情况。

（2）手术病例的术后并发症也较常见，肩锁关节骨性关节炎最常见；其他较常见的是锁骨远端骨溶解及局部疼痛综合征；术后浅表伤口感染，但是大多数感染通过非手术治疗能控制。深部感染的治疗需要去除内植物及清创等，往往伴随着重建失败及功能差。目前各种技术的失败少见，但是复位丧失和再脱位仍存在；完全再移位往往与残留症状有关。另外，所有手术都有内固定物失效的风险；克氏针固定等有内固定物迁移的可能。

（3）其他并发症有迟发神经血管损伤、喙锁间隙骨化等。

九、功能锻炼与预后

1. 功能锻炼

固定期间做腕指关节活动，固定 5~6 周开始主动活动肩关节。先做肩关节的前屈后伸活动，逐渐做外旋、内旋、外展及上举等动作，如上提下按、双手托天、前俯分掌等。活动范围由小到大，用力逐渐加强，切不可以粗暴的被动手法活动，可用转手法按摩。

2. 预后

肩锁关节脱位是临床常见损伤，全脱位的治疗要达到良好效果较为困难。目前临床常用的手术及非手术治疗方法都因存在着许多不利因素，难以达到理想效果。

手术治疗适合于重度脱位患者。手术治疗的最大优势是手术方式的多样性及急性期护理较方便，但是其缺点是失败率也极高，需二次手术取出内固定物。手术治疗后由于其固定的稳定性不足或者设计缺陷，其术后的满意率差别也很大。

非手术治疗适合于中轻度脱位患者，或因条件限制不能手术的患者，或手术后失败，通过非手术外固定保护可补救的病例。非手术治疗的优势在于固定方式的多样性。其缺点是对重度脱位效果欠佳，并且急性期护理不便，患者的依从性与效果密切相关。

第三节　肩关节脱位

肩关节脱位，亦称肩肱关节脱位。肩关节脱位是骨科常见病、多发病之一，占全身关节脱位的4%以上，多发生于青壮年，男性多于女性。肩关节脱位以前脱位最常见，后脱位只占全部肩关节脱位的1%~4%。古称肩胛骨出、髃骨骱失或肩骨脱臼。

一、解剖

肩部关节由肩肱关节、肩锁关节、胸锁关节及肩胛胸壁关节组成（图2-6）。肩肱关节即狭义肩关节，是人体最灵活的关节。由肱骨头与肩胛盂构成的杵臼关节，由于头大盂小，仅以肱骨头部分关节面与肩胛盂接触，周围关节囊较松弛使肩肱关节有较大的活动度，盂周有纤维软骨构成的盂唇围绕，加强关节的稳定性。肩肱关节的稳定还通过喙肩韧带、喙肱韧带、盂肱韧带和周围的肌肉肌腱增强。肩关节有丰富的滑膜囊，其中肩峰下滑囊在临床上意义最大，此滑膜囊紧密地连于肱骨大结节和肌腱袖的上外侧，其顶部与肩峰和喙肩韧带下面相接。肩部周围的肌肉有内外两层，外层为三角肌和大圆肌，内层为肌腱袖。肩峰下滑囊介于两层之间，以保证肱骨大结节顺利地通过肩峰下进行外展活动。

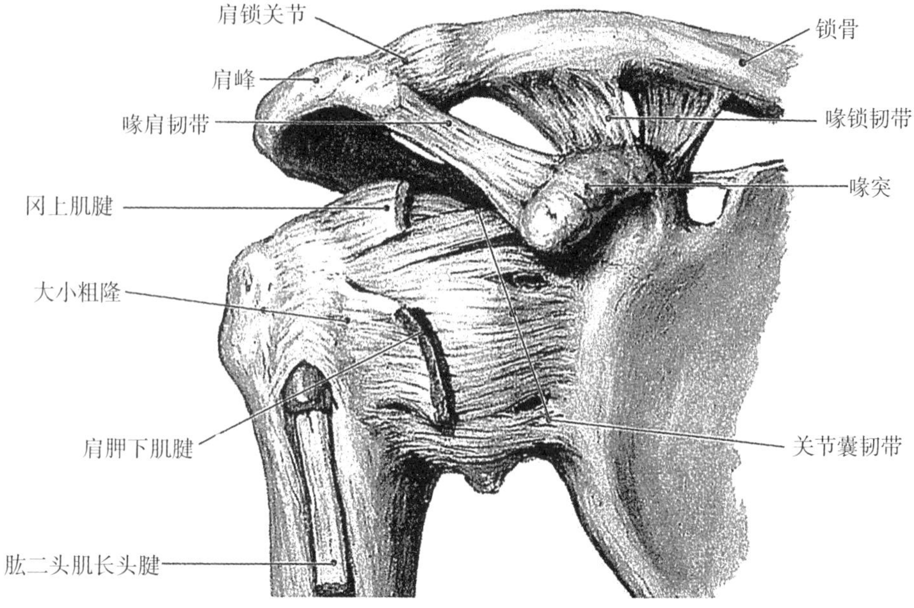

图2-6　肩关节周围结构

二、病因病机

1. 肩关节前脱位

新鲜性、外伤性肩关节前脱位，多由间接暴力引起，极少数为直接暴力所致。患者侧向跌倒，上肢呈高度外展、外旋位，手掌或肘部着地，地面的反作用力由下向上，经手掌沿肱骨纵轴传递到肱骨头，肱骨头向肩胛下肌与大圆肌的薄弱部分冲击，将关节囊的前下部顶破而脱出，加之喙肱肌、冈上肌等的痉挛，将肱骨头拉至喙突下凹陷处，形成喙突下脱位。若外力继续作用，肱骨头可被推至锁骨下部，形成锁骨下脱位。若暴力强大，则肱骨头可冲破肱间进入胸腔，形成胸腔内脱位。跌倒时，上肢过度上举、外旋、外展，肱骨外科颈受到肩峰冲击而成为杠杆的支点，由于杠杆的作用，迫使肱骨头向前下部滑脱，造成盂下脱位，但往往因胸大肌和肩胛下肌的牵拉，而滑至肩前部，转为喙突下脱位。偶因直接打击或冲撞肩关节后部，外力迫使肱骨头向前脱出，发生前脱位。

肩关节脱位的主要病理改变是关节囊撕裂和肱骨头移位。关节囊的破裂多在关节盂的前下缘或下缘，少数从关节囊附着处撕裂，甚至将纤维软骨唇或骨性盂缘一并撕裂；或在脱位时，肱骨头后侧遭到关节盂前线的挤压或冲击，发生肱骨头后外侧凹陷性骨折。由于肩袖、肩胛下肌腱及肱二头肌长头腱与关节囊紧密相连，这些肌腱可能与关节囊同时撕裂或撕脱，有时肱二头肌长腱可从结节间沟中滑至肱骨头的后侧，妨碍肱骨头的复位。肩关节前脱位伴有肱骨大结节撕脱骨折较为常见，占 30%～40%，被撕脱的大结节骨块，多数仍以骨膜与骨干相连，向上移位较少，往往随肱骨头回归原位而得到复位。仅有少数大结节骨块与骨干完全分离，被冈上肌拉至肩峰下，手法复位则又不易成功。当肩关节在外展、外旋位置时，因肱骨头后侧的凹陷，肱骨头有向前的倾向，易发生再脱位，肩关节前脱位合并腋神经、臂丛神经被牵拉或被肱骨头压迫损伤者少见。合并血管损伤者更为少见，但伴有血管硬化的老年患者，可因肱骨头挫伤腋动脉而形成动脉栓塞，出现患肢发凉、桡动脉搏动消失等供血不足的现象，应及时做血管探查，否则可发生肢体坏死。

2. 陈旧性肩关节前脱位

肩关节脱位，因处理不及时或不当，超过 3 周以上者为陈旧性脱位。其主要病理变化是关节周围和关节腔内血肿机化，大量纤维性瘢痕结缔组织充满关节腔内、外，形成坚硬的实质性纤维结节，并与关节盂和肩袖（冈上、冈下、小圆肌）和三角肌紧密粘连，将肱骨头固定在脱位后的部位；关节囊的破裂口，被瘢痕组织封闭，并与肌肉组织粘连，增加了肱骨头回纳原位的困难；挛缩的三角肌、肩胛下肌、背阔肌、大圆肌及胸大肌亦阻碍肱骨头复位；合并肱骨大结节骨折者，骨块畸形愈合，大量骨痂引起关节周围骨化，关节复位更加不易。

3. 习惯性肩关节前脱位

习惯性肩关节前脱位较为常见，多发于年轻人。其原因是多方面的，其中有先天性肩关节发育不良或缺陷，如肱骨头发育不良，关节盂前缘缺损及关节囊前壁薄弱、松弛，或因首次脱位时治疗不当所致。但这些因素是互相联系、互相影响的，而外伤才是本病的主要原因。习惯性肩关节脱位的主要病理改变是关节囊前壁撕破，关节盂或盂缘撕脱及肱骨头后侧凹陷性骨折。由于处理不当，以上组织未得到整复，发生畸形愈合，即可发生再脱位。盂唇前缘撕脱与肱骨头后侧塌陷的患者，亦是发生第二次或多次脱位的可能原因。在肩关节外旋50°~70°的正位X线片上，可以看到肱骨头的缺损阴影。在以上病理改变的基础上，当肩关节遭到轻微外力，即可发生脱位，如乘车时拉扶手、穿衣时伸手入袖、举臂挂衣或打哈欠等动作，肱骨头均有可能滑出关节盂而发生肩关节脱位。

4. 肩关节后脱位

肩关节后脱位极少见，可由间接暴力或直接暴力所致，以后者居多。如暴力直接从前方损伤肩关节、癫痫发作或电抽搐治疗的强力肌痉挛等，均可引起后脱位。当肩关节前面受到直接冲击力，肱骨头可因过度内收、内旋冲破关节囊后壁，滑入肩胛冈下，形成后脱位；或间接暴力，跌倒时手掌着地，肱骨头极度内旋，地面的反作用力继续向上传导，也可使肱骨头向后脱出。

肩关节后脱位的病理变化主要是关节囊和关节盂后缘撕脱，有时伴有关节盂后缘撕脱骨折及肱骨头前内侧压缩性骨折，肱骨头移位于关节盂后，停留在肩峰下或肩胛冈下。

三、临床分型

1. 肩关节前脱位分型

肩关节前脱位分型包括：①喙突下。②肩盂下。③锁骨下。④胸腔内。

2. 肩关节后脱位

目前存在几种分型系统来描述肩关节后脱位，但是尚未建立一个明确的分型标准。

四、临床表现

肩关节脱位，有其特殊的典型体征。受伤后，局部疼痛、肿胀，肩部活动障碍。伴有骨折时，则疼痛、肿胀更甚。

1. 新鲜前脱位

患者常以健侧手托患侧前臂，紧贴于胸壁，以防肩部活动引起的疼痛，患肩往往因失去圆形膨隆外形，肩峰显著突出，形成典型的“方肩”畸形。检查时，三角肌下有空虚感，在正常位置不能扪及肱骨头，在旋转肱骨干时可在腋窝或喙突下或锁骨下扪及肱骨头。伤臂处于20°~30°，伤肩外展位并呈弹性固定。搭肩试验（Duga征）及直尺试验阳性。测量肩峰到肱骨外上髁长度时，患肢短于健肢（但盂下脱位，则长于健肢）。肩部正位和穿胸侧位X线片可确定诊断，并可了解是否有骨折发生。

2. 陈旧性肩关节脱位

以往有外伤史，患侧三角肌萎缩，“方肩”畸形更加明显，在盂下、喙突下或锁骨下可摸到肱骨头，肩关节的各方向运动均有不同程度的受限。搭肩试验、直尺试验阳性。

3. 习惯性肩关节脱位

有多次脱位历史，多发生于20~40岁，脱位时，疼痛多不剧烈，但肩关节活动仍有障碍，久了可导致肩部周围肌肉发生萎缩，当肩关节外展、外旋和后伸时，可以诱发再脱位。X线片检查，拍摄肩后前位及上臂60°~70°内旋位或上臂50°~70°外旋位，可明确肱骨头后侧是否有缺损。

4. 有并发症时的临床表现

（1）肱骨大结节骨折：除肩关节脱位一般症状外，往往疼痛、肿胀较严重，可在肱骨头处扪及骨碎片及骨擦音。

（2）冈上肌肌腱断裂：在脱位时，往往因肩关节活动障碍而无法发现冈上肌肌腱断裂，只是在解除外固定后，患肩不能主动外展，但在帮助下，外展60°左右后，患肩又可继续上举，这一特殊体征是其特点，有助于诊断。

（3）肱二头肌长腱撕脱：临床上往往无明显症状，只是在整复脱位时，有软组织嵌插于关节盂与肱骨头之间而妨碍复位。

（4）血管、神经损伤：较容易遭受牵拉伤的是腋神经，损伤后，三角肌瘫痪，肩部前外、后侧的皮肤感觉消失。血管损伤则极少见，损伤后前臂及手部发冷和发绀，桡动脉搏动持续减弱或消失。

（5）肱骨外科颈骨折：合并肱骨外科颈骨折时，疼痛、肿胀更为严重。临床上有时很难鉴别，但X线片可以帮助诊断及了解骨折移位情况。

（6）肱骨头压缩骨折：临床上难以鉴别，局部疼痛、肿胀较严重，诊断主要靠X线片检查。

5. 后脱位

后脱位的临床症状不如前脱位明显，外观畸形亦不典型，主要表现为有肩部前方暴力作用的病史，喙突突出明显，肩前部塌陷扁平，可在肩胛冈下后方触到突出的肱骨头，上臂呈现轻度外展及明显内旋畸形。X 线片，拍摄肩部腋位或头足位 X 线片，可以明确显示肱骨头向后脱位。肩部前后位 X 线片，因有时肱骨头刚好落在关节盂后方，又未显示重叠阴影，易延误诊断，应注意。

五、辅助检查

1. X 线检查

大多数肩关节脱位正位 X 线片可发现，但临床诊断和治疗常需观察肱骨头与关节盂的前后关系。穿胸位投摄可以提供肩关节关节盂的斜位像，标准体位的穿胸位肱骨头应该投影于前胸壁和胸椎之间，但是仍然与主动脉弓、肺门等组织有重叠，关节盂显示不清，不能理想地显示关节脱位情况，而且摆放体位时，患者因疼痛配合起来较困难，部分患者根本不能配合检查。肩关节 Y 字形位又称经肩胛骨位，切线侧位，该体位使肩胛骨与探测器垂直且避开了胸廓的重叠，肩胛骨呈标准侧位时，肱骨头中心重叠在肩胛骨 Y 字交叉点，肱骨头前脱位时，偏离 Y 字交叉点向肋骨侧移位，与部分肋骨略有重叠，后脱位时则向反侧移位，直观地提供了前后脱位的 X 线片诊断，减少了漏诊误诊。肩关节 Y 字形位在关节脱位及观察肩部外伤骨折上比穿胸位更有价值，给临床提供了直观的 X 线影像。

2. 其他检查

怀疑肩关节后脱位时，建议做肩关节重建 CT 扫描；怀疑合并肩袖损伤时，做肩关节 MRI 检查。

六、诊断与鉴别诊断

1. 诊断

（1）有外伤史。

（2）肩部局部肿胀疼痛，患者常以健侧手托患侧前臂，紧贴于胸壁，以防肩部活动引起的疼痛，患肩往往因失去圆形膨隆外形，肩峰显著突出，形成典型的“方肩”畸形。检查时，三角肌下有空虚感，在正常位置不能扪及肱骨头，在旋转肱骨干时可在腋窝或喙突下或锁骨下扪及肱骨头。伤臂处于 20°～30°，外展位并呈弹性固定。搭肩试验（Duga 征）及直尺试验阳性。测量肩峰到肱骨外上髁长度时，患肢短于健肢（但盂下脱位，则长于健肢）。肩部正位和穿胸侧位 X 线片可确定诊断，并可了解是否有骨折发生。

2. 鉴别诊断

本病需与肩周炎进行鉴别。肩周炎与肩关节脱位均有肩部的剧烈疼痛和肩关节功能明显受限。但肩周炎是一种慢性的肩部软组织的退行性炎症，早期以剧烈疼痛为主，中晚期以功能障碍为主。而肩关节脱位则多有急性损伤史，如过力或突发暴力的牵拉及冲撞，跌倒时手掌和肘部着地，由于突然的暴力沿肱骨向上冲击，使肱骨头脱离关节盂。

肩锁关节脱位患者可做左右肩关节前后位 X 线片对照，如患者站立，双手分别提约 5kg 重物摄片，肩峰与锁骨距离增大即为脱位。射线向上呈 10°～15° 角位拍摄 X 线片可更明确是否肩锁关节脱位。

七、治疗

1. 手法复位

（1）新鲜肩关节脱位：新鲜肩关节脱位应争取早期手法复位，因早期局部瘀肿、疼痛与肌肉痉挛较轻，无须麻醉，给予镇痛药物即可施行复位，复位容易成功。脱位超过 24 小时者常选用血肿内麻醉，局部亦可先用中药热敷或配合手法按摩，以松解肌肉紧张。

1）手牵足蹬法（图 2-7）：此法在临床上最为常用。具体操作方法：患者仰卧于床上，用拳大的软布垫于患侧腋下，以保护软组织，也可不用。医者立于患侧，用两手握住患肢腕部，并用近于患者的一足抵于腋窝内，即右侧脱位术者用右足，左侧用左足。在肩外旋、稍外展位置沿患肢纵轴方向用力缓慢拔伸，继而徐徐将患肢内收、内旋，利用足跟为支点的杠杆作用，将肱骨头挤入关节盂内，当有入臼声响，复位即告成功。在足蹬时，不可使用暴力，以免引起腋窝血管神经损伤。若用此法而肱骨头尚未复位，可能系肱二头肌长头腱阻碍，可将患肢进行内、外旋转，使肱骨头绕过肱二头肌长头腱，然后再按上述方法进行复位。

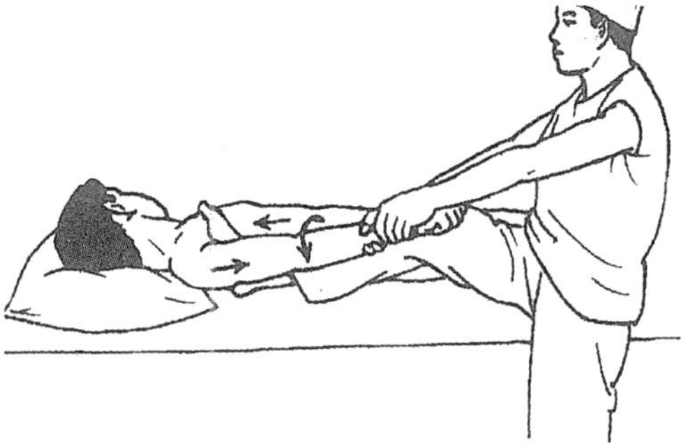

图 2-7　手牵足蹬法

2）椅背整复法：唐代蔺道人在《仙授理伤续断秘方》中首次描述了应用

椅背作为杠杆支点整复肩关节脱位的方法。书中载："凡肩胛骨出，相度如何整，用椅挡圈住胁，仍以软衣被盛簟，使人一捉定，两人拔伸，却坠下手腕，又着曲着手腕，绢片缚之。"此法是让患者坐在靠背椅上，把患肢放在椅背上外，腋肱紧靠椅背，用衣服（或大卷脱脂棉）垫于腋部，避免损伤，然后一人扶住患者和椅背，医者握住患肢，先外展、外旋拔伸牵引，再慢慢内收将患肢下垂，然后内旋屈肘复位，用绷带固定。

3）拔伸托入法（图 2-8）：此法患者坐位，医者站于患肩外侧，以两手拇指压其肩峰，其余手指插入腋窝把住肱骨上端内侧（亦可左侧脱位，医者右手握拳穿过腋下部，用手腕提托肱骨头；右侧脱位，术者用左手腕提托）。第一助手站于患者健侧肩后，两手斜行环抱固定患者，第二助手握患侧肘部，一只手握腕上部，外展、外旋患肢，由轻而重地向前外下方做拔伸牵引。与此同时，医者插入腋窝的手将肱骨头向外上方钩托，第二助手逐渐将患肢向内收、内旋位继续拔伸，直至肱骨头有回纳感觉，复位即告成功。

4）肩头顶推法：此法为在缺少助手的情况下，一人独自完成的方法。患者站立，医者立于患者前，先双手握住患侧前臂及肘上部，略将身下蹲用肩头置患者患侧腋下，左侧用左肩，右侧用右肩，待肩头顶牢后术者慢慢将身立起，嘱患者放松并随力将身俯就于医者之肩背。由于患者自身重力使医者的肩头成为很大的推顶力，加上医者握住患者前臂与肘上部对肩关节形成的合力，就能使脱位的肩关节得到整复。

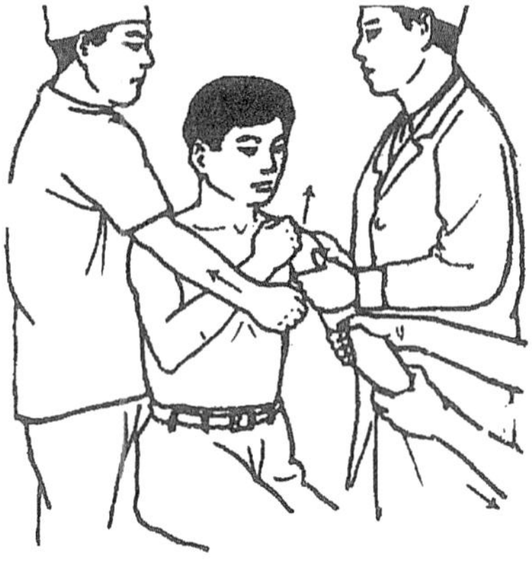

图 2-8　拔伸托入法

5）膝顶推拉法（图 2-9）：让患者坐凳上，医者与患者同一方向立于患侧。以左侧脱位为例，医者左足立地，右足踏于患者坐凳上，将患肢外展 80°～90°，并以拦腰状绕过术者身后，医者以左手握其左腕，紧贴于左胯上，右手拿擒住患者左肩峰，右膝屈曲小于90°，膝部顶于患者腋窝，右膝顶右手推左手拉，并同时左身转，徐徐用力，然后右膝顶柱肱骨头部向上用力一顶即可复位。

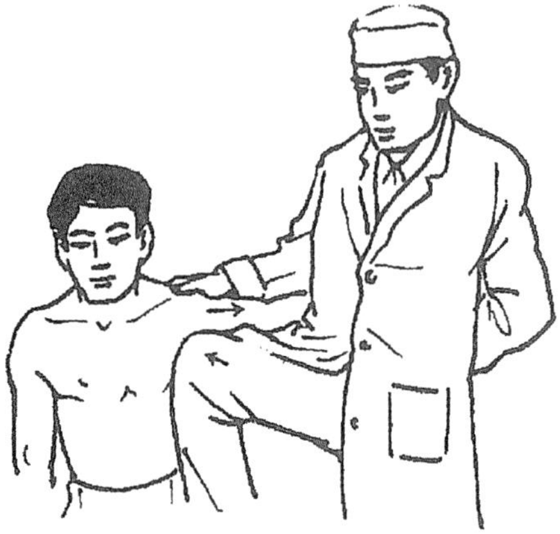

图 2-9　膝顶推拉法

6）牵引圈旋法（图2-10）：患者取坐位或卧位，术者站于患侧，以右肩关节脱位为例，医者用右手把住患肢肘部，左手握住手腕。右手徐徐向下牵引，同时外展、外旋上臂，以松开胸大肌的紧张，使肱骨头回到关节盂的前上缘。在上臂外旋牵引位下，逐渐内收其肘部，使之与前下胸壁相连。此时肱骨头已由关节盂的前上缘向外移动，关节囊的破口逐渐张开。在上臂高度内收下，迅速内旋上臂，肱骨头便可通过扩大的关节破口滑入关节盂内，并可闻及入臼声。此法应力较大，肱骨颈受到相当大的扭转力，因此，它多在其他手法失败后选用，但操作宜轻稳谨慎，若用力过猛，可引起肱骨外科颈骨折，尤其是骨质疏松的老年患者更应注意。

复位后检查：①搭肩试验阴性；②方肩畸形消失，即观察肩部外形是否丰满圆隆，双肩是否对称；③患者腋窝下、喙突下、锁骨下，已摸不到脱位的肱骨头；④患肩能否做被动活动；⑤X线片显示肩关节已复位。

（2）陈旧性肩关节脱位整复方法：治疗陈旧性脱位，可以尝试手法复位。但必须严格选择病例，谨慎从事，因手法复位时若处理不当，还可能发生肱骨外科颈骨折、臂丛神经损伤等严重并发症。故应根据患者的具体情况，认真分析、仔细研究、区别对待，老年患者脱位时间较长，无任何临床症状者，可不采取任何治疗。年龄虽在50岁左右，体质强壮，脱位时间超过2个月以上，但肩关节外展达70°~80°者，亦可听其自然，不作治疗；年龄虽轻，脱位时间超过2~4个月，但伴有骨折，或大量瘢痕组织形成者，不宜采用手法复位，应行切开复位。

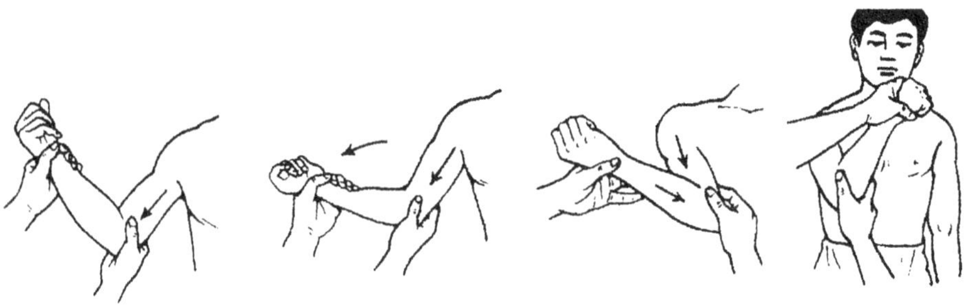

图 2-10　牵引圈旋法

A. 外展；B. 外旋；C. 内收；D. 内旋

1）适应证与禁忌证：①陈旧性肩关节前脱位，在3个月以内，无明显骨质疏松者，可试行手法复位。②年轻体壮者，可试行手法复位，年老体弱者禁用手法整复。③脱位的肩关节仍有一定活动范围，可手法整复；相反，脱位的关节固定不动者，禁用手法复位。④经X线片证实，未合并骨折，或关节内外无骨化者，可试行手法复位。⑤肩关节脱位无合并血管、神经损伤者，可尝试手法整复。

2）术前准备。

①持续牵引脱位：整复前，先做尺骨鹰嘴牵引1~2周，牵引重量3~4kg。以冀将脱出的肱骨头拉到关节盂附近以便于复位。在牵引期间，每天配合中药熏洗、推拿按摩，施行手法时，可暂时去掉牵引。以拇指推揉，拇指、示指提捏等手法，提起三角肌、胸大肌、肩胛下肌、背阔肌、大圆肌等，然后，以摇转、扳拉等手法，加大肩关节活动范围，反复操作数次，逐步解除肩关节周围肌肉的痉挛，松解关节周围的纤维粘连，使痉挛组织延伸，肱骨头活动范围加大。若脱位时间短，关节活动范围较大，可以不做持续牵引。

②手法松解粘连：松解是否彻底，是整复手法能否成功的关键。患者仰卧于手术台上，在全身麻醉或高位硬膜外麻醉下，助手固定双肩，医者一只手握患肢肘部，另一只手握伤腕部，屈肘90°，做肩关节的屈、伸、内收、外展、旋转等各向被动活动。医者须耐心、细致，动作持续有力，范围逐渐增大，使粘连彻底松解，痉挛的肌肉彻底松弛、充分延伸，肱骨头到达关节盂边缘，以便于手法整复。医者在松解粘连时，切不可操之过急，否则可引起骨折或血管、神经损伤。

③复位：复位一般采用卧位杠杆复位法（图2-11），患者取仰卧位，第一助手用宽布带套住患者胸廓向健侧牵引；第二助手立于床头，一只手扶住竖立于手术台旁的木棍，另一只手固定健侧肩部；第三助手双手握患肢腕关节上方，

牵引下逐渐外展到120°左右；医者双手环抱肱骨大结节处，三个助手协调配合用力，当第三助手在牵引下徐徐内收患肢时，医者双手向外上方拉肱骨上端，同时利用木棍当杠杆的支点，迫使肱骨头复位，复位前，木棍与患臂的接触部位用棉花、绷带包绕，以免木棍损伤皮肉。在复位过程中，木棍要紧靠胸壁，顶住腋窝，各方用力要适度，动作要缓慢，协调一致，密切配合，避免造成肱骨外科颈骨折及并发血管、神经损伤。

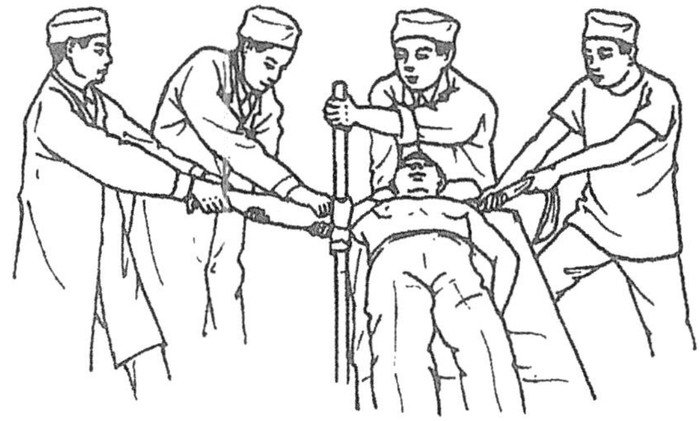

图 2-11　陈旧性肩关节脱位杠杆复位法

（3）习惯性肩关节脱位整复方法：习惯性脱位，一般可自行复位，或轻微手法即可复位，可参考新鲜脱位复位手法。

（4）有并发症的肩关节脱位整复方法。

1）肱骨大结节骨折：一般肱骨大结节骨折者，大块骨折块往往可随脱位整复而得到复位。若骨折块少，则可能在整复后骨折块被嵌入关节腔内，可在复位后通过手术摘除骨折片或切开复位内固定。

2）合并肱骨外科颈骨折（图2-12）：本症治疗比较困难，其治法可先行手法复位，先整复脱位，再整复骨折。采用外展牵引推拿法，一名助手用布单套住胸廓向健侧牵引，另一名助手握伤肢腕部稍外展牵引。医者一只手从腋窝以拇指推压脱位之肱骨头向上外。在继续保持牵引与推压之下，另一只手放于肩峰做对抗压力使肱骨头归臼的同时，助手继续牵引患肢使之复位。若用上法复位困难，亦可试用足蹬拔伸法，若再失败，则采用持续牵引法。

（5）肩关节后脱位整复方法：治疗比较简单，一般采用前脱位的牵引推象法。将上臂轻度前屈。外旋牵引肱骨头即可复位。

陈旧性后脱位者，如手法复位困难，多采用手术切开复位，但是复位后有再脱位可能。

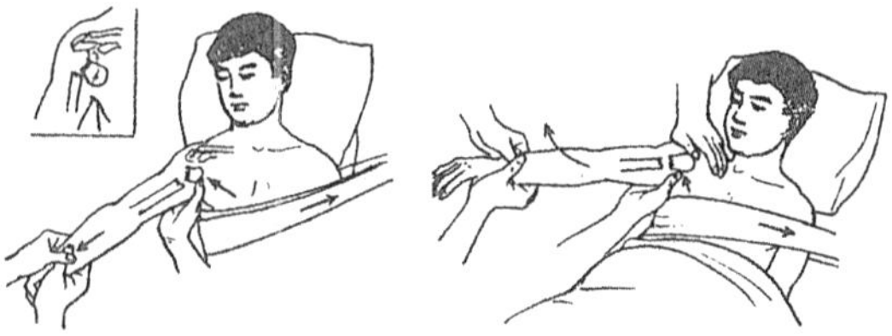

图 2-12 肩关节脱位合并肱骨外科颈骨折整复法

2. 固定

复位后常选用胸壁绷带固定，将患肢屈肘 60°~90°，上臂内收内旋，前臂依附胸前，用纱布棉花放于腋下和肘内侧，以保护皮肤，接着将上臂用绷带固定于胸壁，前臂用颈腕带或三角巾悬吊胸前 2~3 周。固定时于腋下和肘部内侧放置纱布棉垫，将胸壁与上臂内侧皮肤隔开，防止因长期接触而发生皮炎、糜烂。固定宜妥善、牢固，限制肩关节外展、外旋活动。固定时间要充分，使破裂的关节囊得到修复愈合，预防以后形成习惯性脱位。若是合并肱骨外科颈骨折，则采用肱骨外科颈骨折的治疗方法进行固定，视复位后的肱骨头处于何种位而采用相应的办法。

若是新鲜肩关节后脱位，复位后，用肩人字石膏固定上臂于外展 40°、后伸 40°和适当外旋位，3 周后去除固定。

3. 辨证施治

（1）内治法。

1）新鲜脱位：早期患处瘀肿、疼痛明显者，宜活血祛瘀，消肿镇痛，内服舒筋活血汤、活血止痛汤等，外敷活血散、消肿镇痛膏；中期肿痛减轻，宜服舒筋活血、强壮筋骨之剂，可内服壮筋养血汤、补肾壮筋汤等，外敷舒筋活络药膏；后期体质虚弱者，可内服八珍汤、补中益气汤等；外洗方可选用苏木煎、上肢损伤洗方等，煎水熏洗患处，促进肩关节功能的恢复。

2）陈旧性脱位：应加强中药内服通经活络之品，及加强温通经络之品以外洗，以促进关节功能恢复。

3）习惯性脱位：应提早补肝肾、益脾胃，以强壮筋骨。

4）对于各种并发症：有骨折者，按骨折三期辨证用药。有合并神经损伤者，应加强祛风通络，大量用地龙、僵蚕、全蝎等；有合并血管损伤者，应加强活血祛瘀通络，可合用当归四逆汤加减。

（2）外治法：对于肩关节脱位患者，针灸推拿结合康复可以明显缓解疼痛、改善肩部活动。针刺早期具有抗挛缩、促进上肢功能恢复等多方面的效应，还具有促进患者神经感觉与运动传导速度的作用。推拿手法循经取穴，手法作用于局部有舒筋通络、行气活血、理筋正骨、散络止痛、滑利关节的功效，可以减轻对神经的刺激，减轻异常的应力集中，恢复局部解剖关系和力学平衡。两者配合可以有效增强冈上肌、三角肌肌力，可以使患者安全、有效、无痛地恢复肩关节功能。

4. 手术治疗

多数新鲜肩关节脱位都能通过手法复位成功，极少数患者需要切开复位，凡遇到下列情况之一者，可考虑切开复位。

（1）脱位合并血管、神经损伤，临床症状明显者。

（2）合并肱二头肌长头腱向后滑脱，手法复位多次不能成功者。

（3）合并肱骨外科颈骨折，经手法复位不成功者，应做切开复位内固定。

（4）合并关节盂大块骨折，估计脱位整复后影响关节稳定者，应做切开复位内固定。

（5）合并肱骨大结节骨折，骨折块嵌在肱骨头和关节盂之间，阻碍复位者。

习惯性脱位，手术治疗的目的在于增强关节囊前壁和人工圆韧带重建，以控制肩关节的外旋活动，增加肩关节的稳定性，防止再脱位。但术后仍有 10%~20%的概率复发。一般若经常脱位致影响肩部功能，则可考虑手术，其术式有如下几种：①肩胛下肌、关节囊重叠缝合术。②肩胛下肌止点外移术。③喙突植骨延长术及关节囊紧缩术。

八、并发症

1. 肱骨大结节骨折

外伤性肩关节前脱位，有 30%~40%的患者可合并大结节撕脱骨折。当肩关节前脱位时，由于大结节与关节盂前下缘相互撞击，造成大结节骨折。合并骨折者，比单纯脱位者疼痛、肿胀更甚。多数病例骨折块较大，且与肋骨骨膜相连，少数病例骨折块较少，往往被冈上肌拉向内上方。

2. 冈上肌肌腱断裂

肩关节前脱位合并冈上肌肌腱断裂者较少见，多为肩关节在外展位时遭到急骤内收的暴力，使冈上肌肌腱在脱位同时发生断裂。但往往易被漏诊，多数在解除外固定后才发现肩关节自主外展功能障碍，进而考虑此肌腱断裂之可能。

3. 肱二头肌长腱撕脱

此并发症较少见，多因间接暴力造成肩关节脱位时，肱二头肌强力收缩，引起肱二头肌长腱断裂。断裂多发生在肱二头肌长腱与关节囊交界处。合并长腱断裂者，往往因断裂的肌腱滑到肱骨头的后内侧而阻碍复位。

4. 血管、神经损伤

并发血管神经损伤者极少。往往是因脱位时对腋神经的牵拉而导致神经麻痹，一般不会出现神经断裂。而血管损伤，除原有血管硬化者外，一般均是整复手法粗暴所致。

5. 合并外科颈骨折

此型在肩关节脱位合并肱骨外科颈骨折整复方法处已论述，是所有的肩关节脱位中最难处理的一种。

6. 肱骨头压缩性骨折

肩关节脱位合并肱骨头压缩性骨折，较少见。主要是肱骨头与关节盂直接撞击所致。

九、功能锻炼与预后

1. 功能锻炼

复位后最好在患肢腋下放软枕，上臂保持在外展外旋30°位置，利于关节囊修复，可以降低再脱位的概率。鼓励患者做手腕及手指练功活动，新鲜前脱位一周后去绷带，保留三角巾悬吊前臂，开始练习肩关节前屈、后伸活动；两周后去除三角巾，开始逐渐做有关关节向各方向主动功能锻炼，如左右开弓、双手托天、手拉滑车、手指爬墙等运动，并配合按摩、推拿、针灸、理疗等，以防肩关节周围组织粘连和挛缩，加快肩关节功能恢复。但是，在固定期间，必须禁止上臂过度外旋活动，以免影响软组织修复。固定去除后，禁止做强力的被动牵拉活动，以免造成软组织损伤及并发骨化性肌炎。陈旧性脱位，固定期间应加强肩部按摩、理疗。

2. 预后

急性肩关节前脱位患者，大部分功能恢复良好，但是部分人有再脱位风险。部分存在持续肩部症状的患者，通常均存在主观感觉和客观存在的肩关节不稳定，同时伴有肩关节疼痛。体格检查时，进行肩关节活动时患者通常存在脱位恐惧感。

大约有18%的急性肩关节后脱位患者在发病后一年内出现复发性肩关节不稳。引发再脱位的因素包括：年龄小于40岁、癫痫疾病、大块的反式Hill-Sachs损伤。

由于近年肩关节镜诊疗技术的进步，部分肩关节脱位复发患者可通过手术治疗。

第四节 肘关节脱位

肘关节脱位占全身大关节脱位的第一位，其发病率占全身四大关节脱位的

50%左右。肘关节又名曲楸骱。《伤科补要·曲楸骱》说："肘骨者，胳膊中节上下支骨交接处也，俗名鹅鼻骨，上接臑骨，其助名曲楸。"本病多发生于青壮年，儿童与老年人少见。

肘关节脱位根据上尺桡关节与肱骨远端所处的位置可分为后脱位、前脱位、侧方脱位、分裂型脱位及骨折脱位等，其中后脱位最为常见，分裂型脱位很少见。按发病时间至整复时间分，可分为新鲜及陈旧脱位。

一、解剖

肘关节是屈戌关节，由肱桡关节、肱尺关节及上尺桡关节组成，构成这三个关节的肱骨滑车，尺骨上端的半月形切迹、肱骨小头、桡骨小头共包在一个关节囊内，有一个共同的关节腔。肘关节囊的前后壁薄弱而松弛，但两侧的纤维层则增厚形成桡侧副韧带和尺侧副韧带，关节囊纤维层的环行纤维形成一坚强的桡骨环状韧带，包绕桡骨小头。所以肘关节的稳定主要依靠肱骨下端与尺骨上端的解剖联系，尺桡侧副韧带、环状韧带为辅。从整体来说，肘关节沿额状轴做屈伸活动，是以肱尺关节为主，在肱桡关节和上尺桡关节的协调配合下完成的。肘部的三点骨突标志是肱骨内、外上髁及尺骨鹰嘴突。伸肘时，这三点成一直线，屈肘时，这三点形成一等边三角形，故又称"肘后三角"。此三角关系可作为判断肘关节脱位和肱骨髁上骨折的标志（图 2-13）。

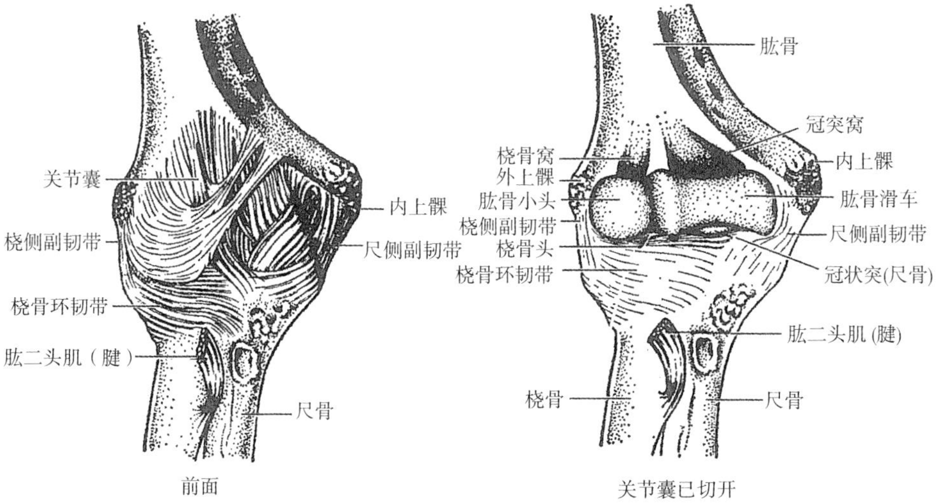

图 2-13　肘关节结构

二、病因病机

肘关节后脱位多因间接暴力（传达暴力或杠杆作用力）所造成。患者跌倒时，上肢处于外展、后伸，肘关节伸直及前臂旋后位手掌触地。向上传达的暴力甲由两个分力合成，分力乙使肘关节过度后伸，以致鹰嘴尖端急骤撞击肱骨下端的鹰嘴窝，则鹰嘴构成一支点，肱尺关节处形成杠杆作用，半月切迹自肱骨下端滑车部脱出，使止于尺骨粗隆上的肱肌及肘关节囊的前壁被撕裂，在肘关节前方无任何软组织阻挡的情况下，肱骨下端向前移位；分力丙使尺骨鹰嘴突向后上移位，尺骨冠状突和桡骨头同时滑向后方，形成肘关节后脱位（图 2-14）。

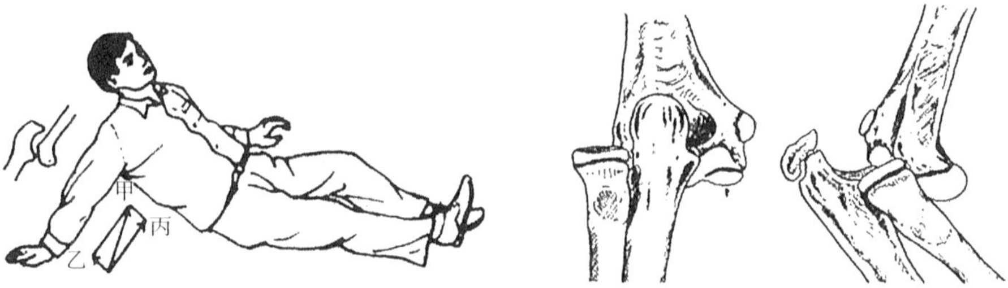

图 2-14 肘关节后脱位机制

若分力丙大于分力乙，则冠状突尚未离开滑车时，即向上移位，则冠状突可先发生撞击骨折；或桡骨头产生挤压性骨折。这种情况，肱前肌群损伤往往较严重。

肘关节侧方脱位，又分为后内侧脱位和后外侧脱位，其中以后者较为多见。在引起肘关节后脱位的同时，由于暴力作用不同，可沿尺侧或桡侧向上传达，出现肘内翻或肘外翻，引起肘关节的尺、桡侧副韧带撕脱或断裂，但环状韧带仍保持完整，所以尺骨鹰嘴和桡骨小头除向后移位外，还同时向尺侧或桡侧移位，形成后内侧脱位或后外侧脱位，骨端向桡侧严重移位者，可引起尺神经牵拉伤。

肘关节分裂型脱位极少见，分为前后型和内外型，后者更少见。前后型脱位，受伤时，由于前臂过度旋前，脱位的肱骨滑车纵行劈开上尺桡关节，造成环状韧带和骨间膜断裂，桡骨头移位到肱骨下端的前方，尺骨鹰嘴移位于肱骨下端的后方，形成典型的肘关节前后型脱位。内外型脱位，由于暴力因素致使环状韧带撕裂，使尺桡骨上端分别移位于肘关节内、外侧，造成肘关节向内外侧脱位。

肘关节前脱位极少见，是因肘关节屈曲位跌仆，肘尖着地，暴力由后向前，先发生尺骨鹰嘴骨折，暴力继续作用，可将尺桡骨上部推移至肱骨下端的前方，成为肘关节前脱位。不合并鹰嘴骨折的前脱位是罕见的。

肘关节骨折脱位，系指肘关节后脱位合并肱骨内、外上髁骨折，较为常见，尤其伴有内上髁骨折最多。患者跌倒时，除具有后脱位的暴力外，同时伴有屈肌或伸肌的急骤收缩，造成肱骨肉上髁或外上髁的撕脱骨折。

肘关节脱位时，肱三头肌腱和肱前肌腱被撕脱、剥离，骨膜、韧带、关节囊均被撕裂，瘀血留滞，肘窝部形成血肿。该血肿容易发生纤维化，以致骨化，引起骨化性肌炎，成为陈旧性肘关节脱位整复的最大困难，并影响复位后肘关节的活动功能。移位严重的肘关节脱位，可能损伤肘部血管与神经，引起严重的并发症，应予注意。

三、临床分型

肘关节脱位的 Browner 分型：根据尺、桡骨相对肱骨移位的方向可以分为（图 2-15）：①后脱位，80%以上为后脱位或后外侧脱位，少部分为后内侧脱位。②前脱位，尺、桡骨向前方脱位。③外侧脱位，尺、桡骨向外侧脱位。④内侧脱位，尺、桡骨向内侧脱位。⑤分离脱位，有前-后型（桡骨向前方脱位，尺骨向后方脱位），内-外侧型（桡骨向外侧方、尺骨向内侧方脱位）。

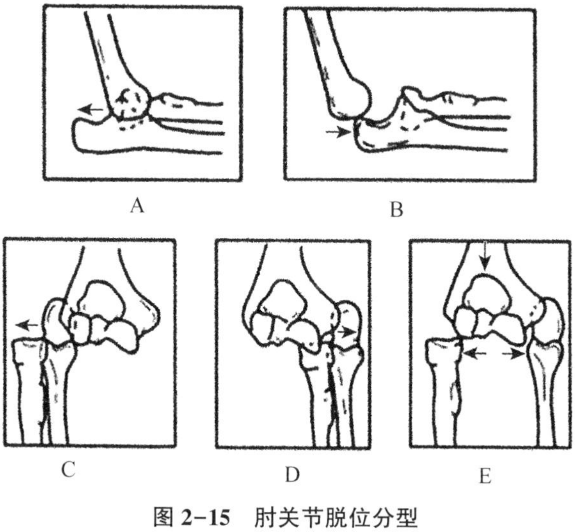

图 2-15　肘关节脱位分型

A. 后脱位；B. 前脱位；C. 外侧脱位；D. 内侧脱位；E. 分离脱位

四、临床表现

肘关节脱位的诊断比较容易，多有典型的外伤史，肘部肿胀、疼痛、畸形，弹性固定，活动功能障碍。根据脱位类型不同，分别叙述。

1. 后脱位

肘关节呈弹性固定于120°～140°的半屈曲位，呈“靴状畸形”，肘窝前饱满，可触到肱骨下端，肘后空虚凹陷，尺骨鹰嘴后突，肘后三点骨性标志的关系发生改变，与健侧对比，前臂的掌侧明显缩短，关节的前后径增宽，左右径正常。

2. 侧后方脱位

除具有后脱位的症状、体征外，可呈现肘内翻或肘外翻畸形，肘关节出现内收、外展等异常活动，肘部的左右径增宽。

3. 分裂型脱位

因尺、桡骨上部可分别位于肱骨下端的内、外侧，肘关节左右径明显增宽；或因尺、桡骨上部分别位于肱骨下端的前后侧，肘关节的前后径明显增宽。

4. 前脱位

肘关节过伸，屈曲受限，肘窝部隆起，可触及脱出的尺、桡骨上端，在肘后可触到肱骨下端及游离的尺骨鹰嘴骨折片。与健侧对比，前臂掌侧较健肢明显变长。

五、辅助检查

肘关节正侧位X线片可明确脱位的类型，并证实有无并发骨折。

六、诊断与鉴别诊断

1. 诊断

（1）有外伤史。

（2）肘半屈位弹性固定（120°～140°），局部肿胀、疼痛及压痛，活动受限。有明显畸形，肘后三点（肱骨两上髁和尺骨鹰嘴）骨性标志位置关系改变。

（3）可伴有神经损伤。

（4）X线片可明确脱位情况及有无冠状突或桡骨小头骨折。

2. 鉴别诊断

（1）肱骨远端全骺分离：小儿X线片上肱骨小头骨化中心未显现，仅靠X线片诊断，容易与肘关节脱位相混淆。肱骨远端全骺分离者局部肿胀、压痛及瘀血斑更为明显，肘关节脱位则有明确的肘后三角位置关系的改变。同时摄对侧 X 线片有助于鉴别诊断。必要时 CT 重建。

（2）合并尺骨鹰嘴骨折的肘关节前脱位与伸直型孟氏骨折：合并尺骨鹰嘴骨折的肘关节前脱位的主要临床特征是尺骨近端发生骨折，肱骨远端穿过尺骨鹰嘴，使肘关节产生前脱位，这种损伤常伴有肱桡关节脱位，与伸直型孟氏骨折有相似的症状、体征及 X 线片表现，容易混淆。其主要鉴别方面在于，合并尺骨鹰嘴骨折的肘关节前脱位主要表现为肘关节前脱位和尺骨近端骨折，上尺桡关节无明显分离。

（3）肱骨髁上骨折（伸直型）：肱骨髁上骨折（伸直型）时，肘关节可部分活动，可扪及骨擦音和骨擦感，肘后三角无变化，无肘关节弹性固定，上臂常有短缩，以此鉴别。

七、治疗

新鲜肘关节脱位应以手法整复为主，宜早期复位及固定。因脱位之类型不同，整复方法亦异。复位前应了解骨端移位的方向，《仙授理伤续断秘方》载："凡手骨（指肘关节）出者，看如何出，若骨向左出，则向右边拔入。骨向右出，则向左拔入。"脱位之整复，应采用反向复位的方法。并发骨折者，应先整复脱位，然后处理骨折。麻醉的选择，原则上应使复位手法在肌肉高度松弛及无疼痛感觉下进行；一般来说，脱位在 24 小时内者，可不用麻醉整复；脱位超过 24 小时者，或者患者的肌肉紧张，可选用局部浸润麻醉；脱位数日至三周者，可用臂丛阻滞麻醉等。陈旧性脱位，应力争手法复位，若复位失败，可根据实际情况考虑采用手术治疗。

1. 手法复位

（1）新鲜肘关节脱位。

1）肘关节后脱位。

①拔伸屈肘法：钱秀昌在《伤科补要 · 曲楸骱》中记载："其骱若出，一手握住骱头，一手拿其脉窝，先令直拔下，骱内有声响，将手曲转，搭着肩头，肘骨合缝，其骱上矣。"即患者取坐位，助手立于患者背侧，以双手握其上臂，医者站在患者前面，以双手握住腕部，置前臂于旋后位，与助手相对牵引，3～5 分钟，医者以一只手握腕部保持牵引，另一只手的拇指抵住肱骨下端（肘窝）向后握按，其余四指置于鹰嘴（骱头）处，向前端提，并缓慢地将肘关节屈曲，若闻及入臼声，则说明脱位已整复。患者亦可取卧位，患肢上臂靠床边，术者一只手按其上臂下段，另一只手握住患肢前臂，顺势拔伸，有入臼声后，屈曲肘关节（图 2-16）。

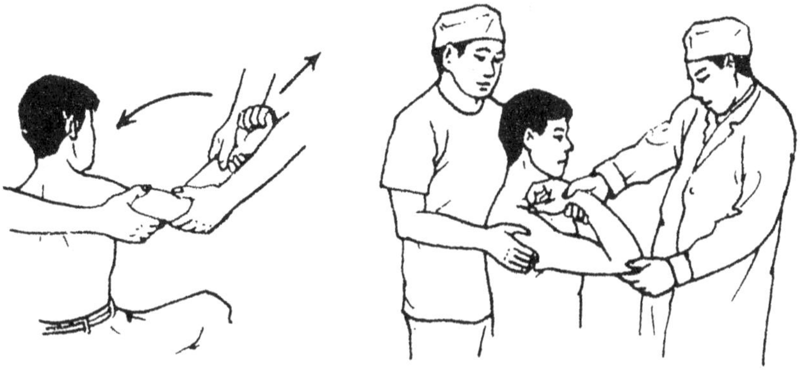

A

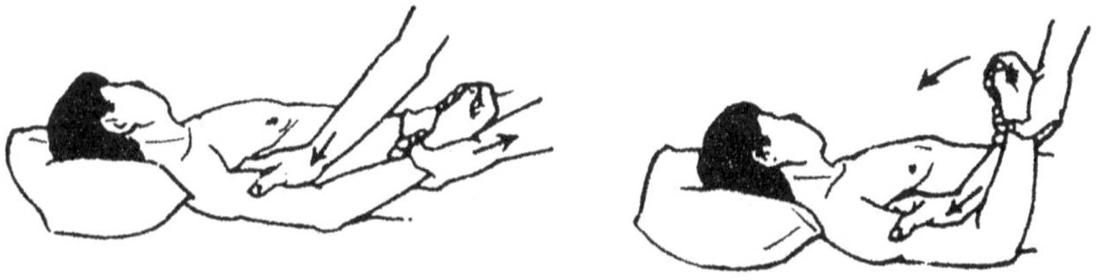

B

图 2-16　拔伸屈肘法

A. 坐位法；B. 卧位法

②膝顶复位法：患者取坐位，医者立于患侧前面；一只手握其前臂，一只手握住腕部，同时一足踏在凳面上，以膝顶在患侧肘窝内，先顺畸形拔伸，然后逐渐屈肘，有入臼声者，患侧手指可摸到同侧肩部，即为复位成功（图 2-17）。

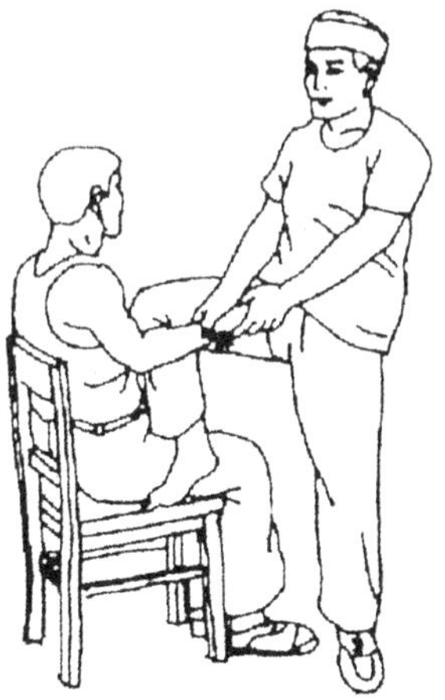

图 2-17　膝顶复位法

③推肘尖复位法：患者取坐位，一名助手双手握其上臂，另一名助手双手握腕部，医者立于患者患侧，双拇指置于鹰嘴尖部，其余手指环握前臂上段，先拉前臂向后侧，使冠状突与肱骨下端分离，然后助手在相对牵引下，逐渐屈曲肘关节，同时术者由后上向前下用力推鹰嘴，即可还纳鹰嘴窝而复位。

2）肘关节前脱位：单纯性肘关节前脱位，复位时应使肘关节呈高度屈曲位进行。患者取仰卧位，一名助手牵拉上臂，术者握前臂，另用一布带套在前臂上端掌侧，两头栓结于术者腰部，在肘关节屈曲位，术者弓腰牵引尺、桡骨上端向下的同时，推前臂向前，即可复位。

合并尺骨鹰嘴骨折者，复位手法较简单。患者取仰卧位，一助手固定上臂，另一助手握其腕部，顺势牵引前臂，医者两手拇指置于尺、桡骨上端掌侧，向下向后推送，余指置于肋骨下端背侧，向上向前端提，有入臼声，说明已复位。脱位整复后，按鹰嘴骨折处理。

3）肘关节侧方脱位：其处理原则，应先整复侧方脱位，而后矫正前后移位。侧方移位矫正后，再按拔伸屈肘法或推肘尖复位法，整复前后移位。

4）肘关节分裂型脱位：前后型脱位者，在助手相对牵引下，医者先整复尺骨的脱位，而后整复桡骨。内外侧脱位者，复位时，患侧肘关节应在伸直位，助手相对牵引，医者用两手掌直接对挤尺、桡骨上端，内外侧移位矫正后，肘关节逐渐屈曲即可复位成功。但一般在拔伸牵引时，尺、桡两骨近端同时复位成功。

5）肘关节骨折脱位：其治疗原则是先整复脱位，再整复骨折。整复脱位时应避免骨折块夹在关节腔内。一般情况下，肘关节脱位整复后，肱骨内上髁或外上髁骨折块亦可随之复位。若复位后关节伸屈不利，被动活动肘关节时有机械性阻力及发涩感，应考虑有骨折块移位于关节间隙内。

（2）陈旧性肘关节脱位：脱位时间超过三周者，称为陈旧性脱位。肘部脱位超过十天，整复就比较困难。关节间隙充满肉芽结缔组织及瘢痕，关节囊及侧副韧带与周围组织广泛粘连，甚至出现血肿机化，关节软骨退变剥脱，再次复位，难度较大。临床上，成年人脱位时间在三个月以内，不合并有骨折或血管、神经损伤及骨化性肌炎的单纯性后脱位，肘关节仍有一定活动范围者，可采用手法整复，仍可获得较满意的效果。

1）复位前准备：先做尺骨鹰嘴牵引一周，同时配合推拿按摩及舒筋活血、通经活络、利关节的中药煎汤熏洗局部，使关节周围挛缩粘连的组织逐渐松解。并嘱患者自行活动肘关节，增加复位可能。

2）松解粘连：手法复位应在臂丛阻滞麻醉下进行。患者取仰卧位，助手双手固定上臂，医者一只手握肘部，另一只手握腕部，做肘关节前后屈伸、内外旋转及左右摇摆活动，交替进行，反复多次。力量由轻而重，范围由小渐大。各种活动均应轻柔、缓慢、稳妥有力，切不可操之过急。随着活动范围增大，肘关节周围的纤维粘连和瘢痕组织即可逐渐解脱，挛缩的肱二头肌亦可伸展延长。当肘关节相当松动时，在助手的对抗牵引下摄 X 线片，观察尺骨冠状突及桡骨头的位置。如桡骨头已达到肱骨小头平面，冠状突已达肱骨滑车平面，说明复位前准备活动已完成，可进行下一步复位。若经过长时间活动，在助手大力牵引下，仍不能达到以上要求，或活动范围改善不大，不宜强行试行手法复位，以免发生骨折等并发症。

3）复位：患者取仰卧位，医者立于患侧，用一条宽布带绕过患侧肱骨下端的前面，布带两头系于术者腰间，向后微微弓腰，扯紧布带。两助手分别握其上臂与前臂，徐徐拔伸牵引，医者两手拇指顶住鹰嘴向前、向下推挤，余指抓住肱骨下端向后拉，同时助手慢慢将肘关节屈曲，闻及入臼响声，整复即告成功。亦可采用拔伸屈肘法与推肘尖复位法。

2. 复位后的检查

肘部外形恢复正常，与健侧对比相似，肘关节屈伸活动功能恢复正常，患侧手可触及同侧肩部，肘后三角关系正常；陈旧性肘关节脱位，复位成功后，肘关节 X 线片仍可见关节腔有增宽现象，这是因为关节间隙仍有肉芽组织和瘢痕组织充填，在日后活动中可逐渐恢复正常。摄肘关节正侧位 X 线片可以证实复位是否成功，并确定肱骨内上髁、鹰嘴或冠状突是否有新的骨折。

3. 固定

脱位复位后，一般用绷带做肘关节“8”字固定；一周后采用肘屈曲 90°前臂中立位，三角巾悬吊或直角夹板固定，两周后去固定。

4. 辨证施治

各种类型的脱位复位后，可按损伤三期辨证施治进行治疗。初期宜活血化瘀、消肿镇痛，内服可选用续断紫金丹、舒筋活血汤，外敷消肿膏、双柏膏或消肿止痛膏；中期宜和营生新，舒筋活络，佐以活血理气，可内服壮筋养血汤、跌打营养汤，外敷舒筋活络药膏或接骨续筋药膏；后期关节僵硬者，外用海桐皮汤、上肢损伤洗方等煎汤熏洗。

5. 手术治疗

（1）适应证：适用于开放性脱位者，闭合复位不成功者，合并血管、神经损伤需要探查者，以及合并骨折用非手术方法无法复位或固定影响以后功能者；伤后已数月而无骨化肌炎及明显骨萎缩的陈旧性肘关节脱位，以及习惯性肘关节脱位，关节处在非功能位也是适应证之一。术前须考虑患者有无手术禁忌证。如全身或局部情况不允许，如伤处水肿严重，术口周围皮肤有感染性疾病的患者，不适合手术。

（2）常用方法：①切开复位术。②关节切除或成形术。③关节囊及韧带紧缩术。④其他修复方式如肱二头肌腱止点移位术、骨挡手术等。

八、并发症

1. 关节脱位早期并发症

当患者受伤时，附着于肱骨外髁的肌肉收缩，关节囊破裂，再合并直接的外力作用，可造成外髁撕脱骨折。研究发现，在单纯肘关节后脱位的患者，100%伴有肘外侧副韧带的撕裂，大部分伴有肘内侧副韧带的断裂，前关节囊及肱肌的严重损伤也很常见。由于向内、外侧脱位时的移位将尺神经与周围的组织撕脱，一并向内或外移位，可造成尺神经牵拉伤，有时还可合并血管的损伤。故骨折、神经损伤、血管损伤、感染是肘关节脱位常见的早期并发症。还可并发 Volkmann 缺血挛缩。

2. 关节脱位晚期并发症

晚期的并发症多是由于患者未及时治疗或治疗不当引起，主要包括关节僵硬、骨化性肌炎、创伤性关节炎等。

九、功能锻炼与预后

1. 功能锻炼

肘关节损伤后，血肿极易纤维化或骨化，产生肘关节僵硬或骨化性肌炎，故脱位整复后，应鼓励患者尽早主动锻炼肘关节活动，以利加快局部血液循环，血肿吸收，防止脱位并发症的产生。固定期间，可做肩、腕及掌指等关节的活动，去除固定后，积极进行肘关节的主动活动，活动时应以屈肘为主，因伸肘功能容易恢复，前臂下垂的重力、提物的重量，都有利于伸肘功能的恢复。功能锻炼时，可配合理疗或轻手法按摩，但必须禁止肘关节的粗暴被动活动，以免增加新的损伤，加大血肿，产生骨化性肌炎。

2. 预后

单纯肘关节脱位在手法复位后，肘关节大多稳定，非手术治疗的效果较好。

伴有骨折的肘关节脱位称为复杂脱位，其治疗效果远较单纯肘关节脱位为差。统计发现，有 5%~10%的肘关节脱位伴有桡骨头骨折；另有 2%~15%的肘关节脱位伴有尺骨冠突骨折；而同时伴发桡骨头和尺骨冠突骨折的肘关节后脱位则更为少见（肘关节三联征），此损伤的治疗效果不太理想。

新鲜脱位患者，脱位经过复位治疗，可以取得不错的治疗效果，只要能在脱位发生后及时纠正，一般不存在严重的活动障碍。而针对陈旧性脱位患者，则根据病程长短，治疗效果不一。如时间较长，粘连较为严重，甚至损伤尺神经等，简单的复位已经不能恢复，则需要手术矫正。

第三章

上肢损伤

第一节　肩胛骨骨折

肩胛骨前后均为肌肉包绕，骨折较少见，占肩部骨折的3%~5%，占全身骨折的0.2%~1.0%。肩胛骨骨折多由高能量直接暴力所致，常为多发伤的一部分，76%~100%合并其他部位损伤，合并损伤通常较严重。多发生于肩胛骨体部和颈部。

肩胛骨骨折分类较多，Miller 按照肩胛骨的形态特点分为突起部、颈部、肩盂关节部及体部，并据此将肩胛骨骨折简化为四种主要类型及相关亚型。Hardeggerr 根据骨折部位提出的分类方法，分型为肩胛体骨折、肩胛盂边缘骨折、肩胛盂窝骨折、解剖颈骨折、外科颈骨折、肩峰骨折、肩胛冈骨折、喙突骨折和粉碎性骨折。创伤骨科学会（OTA）将肩胛骨骨折分为 A、B 两型，A 型为肩盂关节外骨折，B 型为肩盂关节内骨折，并且再将此各型细分 3 个亚型。为准确判断肩胛骨骨折情况，需进行一套完整 X 线片检查。常用的 X 线片检查包括：标准的前后位摄片；X 线投照中心矢状偏斜 30°垂直于肩胛骨的前后位片，主要用于观察肩胛骨的整体形态及盂肱关节的对应关系；X 线投照中心平行于肩胛骨，与矢状面呈向后 30°的侧位像，其“Y”影像的上支分别为喙突的前部和肩峰的后部，下支为肩胛骨体部边缘，此三支的交界为盂窝，正常情况下肱骨头位于盂窝中央；腋窝位摄片，即 X 线投照中心指向腋窝的顶部，用于观察盂窝前后缘、肩峰、喙突基底部、锁骨远端及肱骨头骨折脱位的情况。对于复杂的肩胛骨骨折，尤其是涉及肩胛盂、肩胛颈的骨折，CT 检查非常必要，尤其是三维 CT 重建。

一、肩胛骨体部骨折

（一）致伤原因与分型

肩胛骨体部骨折主要为直接暴力引起，如重物或火器伤直接损伤肩胛骨体部，多为粉碎性骨折，有时亦有横行或斜行骨折，因肩胛骨前后均有肌肉保护，多无明显骨折移位，但须注意有无肋骨骨折或胸腔脏器伤。

（二）临床表现

因为直接暴力伤，致伤局部常有明显肿胀及皮肤的擦伤或挫伤，有明显压痛及肩部运动障碍。同时要注意检查有无肋骨骨折或胸腔脏器伤症状及体征。

（三）诊断

根据外伤史，体征及 X 线片检查，一般诊断并不困难。CT 扫描和 CT 三维结构重建可清晰显示肩胛骨骨折，并可对骨折块移位情况进行量化，对骨折治疗具有指导意义。

（四）治疗

肩胛骨体部骨折极少需要做切开复位和内固定。若骨折移位不大，因有肌肉保护，骨折多可自愈，无须特殊处理，一般用三角巾悬吊伤肢，早日进行伤肢功能锻炼。如果骨折移位非常明显，可采取手术复位内固定，以避免妨碍肩关节功能恢复和创伤性骨关节炎的发生。如果肩胛骨骨折多合并多发伤，并且病情较重，待生命指征稳定患者能耐受手术时方可进行，宜在伤后 1~2 周内手术，超过 3 周的肩胛骨骨折一般不主张手术。内固定术后 2 周，可进行肩关节功能锻炼。

二、肩胛颈与肩胛盂骨折

（一）致伤原因与分型

此种骨折多由间接暴力引起，即跌倒时肩部外侧着地，或手掌撑地，暴力经肱骨传导冲击肩胛盂或颈造成骨折；亦可由火器伤直接致伤。关节外肩胛颈骨折多为斜行，或互相嵌插，移位多不显著，关节内肩胛盂骨折常为盂的部分骨折或粉碎性骨折。肩胛颈位于关节盂的内侧，与肩胛冈根部相移行，具有维持关节盂正常位置和传导应力的作用。当肩胛颈骨折移位时，关节盂正常角度和位置发生了变化，如果肩胛骨骨折或骨折畸形愈合，前倾角或后倾角超过正常范围，盂肱关节可出现不稳定或脱位。

（二）临床表现

肩胛盂或颈骨折外观多无明显畸形，易于漏诊。

（三）诊断

检查肩部及腋窝部肿胀、压痛、活动肩关节时疼痛增重，骨折严重移位者可有肩部塌陷，肩峰隆起呈方肩畸形，犹如肩关节脱位的外形，但伤肢无外展、内收、弹性固定情况，肩关节尚可活动，X 线片检查即可排除肩关节脱位，确诊。CT 扫描和 CT 三维结构重建对肩胛颈、肩胛盂骨折可清晰显示，对骨折块移位情况进行量化。

（四）治疗

一般无明显移位或移位不大的肩胛颈骨折，无须行手法整复，可用三角巾悬吊伤肢，尽早做伤肢功能锻炼。严重移位的肩胛颈骨折，可在局麻下行牵引手法整复，再用外展架固定 4 周；或使伤员卧床牵引，将伤肢外展及外旋 70°，牵引重量 2.5~4kg，争取于 2~3 天实现骨折端整复，再持续牵引 3~4 周后，改用三角巾悬吊伤肢，做伤肢功能锻炼；手法整复或牵引无效，肩胛颈移位明显，可手术治疗。盂缘骨折达到关节面的 1/4 时，应切开复位内固定，防止肩关节脱位或半脱位。小的关节盂缘骨折伴有脱位者，也可按脱位方法采用非手术治疗，用三角巾悬吊伤肢，尽早做伤肢功能锻炼。

三、肩峰骨折

（一）致伤原因与分型

由于肩峰突出于肩部，多为自上而下的直接暴力打击，或由肱骨突然强烈的杠杆作用，引起肩峰骨折，多为横断面或短斜面骨折。如肩峰远端骨折，骨折块较小，移位不大；如肩峰基底部骨折，远侧骨折块受上肢重量作用及三角肌的牵拉，向前下移位，影响肩关节的外展活动。

（二）临床表现

受伤肩部有肿胀、压痛，活动肩关节可加重局部疼痛。

（三）诊断

根据外伤史，X 线片检查及临床表现，诊断不困难。

（四）治疗

无移位的骨折或移位不明显的骨折，用三角巾悬吊上肢即可。远侧骨折端向下移位者，可用胶布条或石膏条经伤侧肘肩及健侧胸壁的交叉形固定，方法同锁骨外端骨折。如果肩峰骨折明显，伴有骨折块回缩并进入肩峰下间隙。肩峰下间隙受到明显影响或三角肌功能受到损害，造成肩关节外展肱骨大结节碰撞，可考虑切开复位和克氏针内固定。

四、肩胛骨喙突骨折

肩胛骨喙突骨折极为罕见，单纯骨折更少。对单纯喙突骨折一般无须特别处理。多为肩锁关节脱位或肩关节脱位的合并骨折。由肩关节前脱位引起者，系肱二肌短头和喙肱肌联合腱的牵拉撕脱喙突骨折，骨折块均向下移位，治疗以肩关节前脱位的整复固定为主；由肩锁关节脱位引起者，系喙锁韧带牵拉撕脱喙突骨折，骨折块均向上移位，应行切开复位，并做喙突内固定和修复肩锁韧带。喙突骨折压迫神经血管，也应内固定。

第二节　肱骨上端骨折

一、概述

肱骨上端骨折是老年人群中发病率很高的骨折，由于肱骨上端骨骼、肌肉的解剖学特点，加之老年骨质疏松等因素，给临床治疗提出了一些难题。而年轻患者此类骨折多是高能量创伤造成。

（一）分型

1. 分型基础

肱骨上端骨折提出的分型方法很多，包括按骨折的解剖部位、损伤的机制、骨折块的数目，以及接触面的大小、骨折块的血循环情况等进行分型。Kocher提出按解剖部位分为解剖颈、结节部位、外科颈骨折等。Watson-Jones 根据外伤机制分为内收型及外展型骨折。Codman 提出将肱骨上端分为四部分骨折块的概念。大致按骨骺的闭合线将肱骨上端分为肱骨头、大结节、小结节和肱骨干骺端四部分。所有不同类型的骨折是上述四部分骨块不同组合的结果。Codman的分型为 Neer 分类系统奠定了基础。

2. 分型依据

Neer 分型的主要依据是骨块的数目、骨折移位的程度，即以移位大于 1cm 或成角畸形大于 45°为标准进行分类。肱骨上端骨可出现 1 个或 4 个主要的骨折块：关节部或解剖颈；大结节；小结节；骨干或外科颈。肱骨上端骨折，包括几处的骨折，只要未超过上述的明显移位的标准，说明骨折部位尚有一定的软组织附着连接，尚保持一定的稳定性。这种骨折为轻度移位骨折，属于一部分骨折。两部分骨折是指某一主骨块与其他三部分有明显的移位。三部分骨折是指有两个骨折块彼此之间以及与另两部分之间均有明显的移位。四部分骨折是肱骨上端四个主要骨折块之间均有明显移位，形成四个分离的骨块。此时肱骨头成游离状态并失去血液供应。

3. AO 分型

这是在 Neer 分类的基础上进行的改良，分类时更加重视肱骨头的血循环供应情况，因为肱骨头的血循环状况与缺血坏死的发生和骨折治疗的预后有密切关系。根据损伤的程度，AO 分类系统将肱骨上端骨折分为 A、B、C 三种类型及各个亚型。尽管目前有多种分型方法，但是由于肱骨上端骨折复杂、组合多变，X 线片上骨折块影像重叠以及需要在 X 线片上准确测出移位和成角畸形程度，因此为了准确判断需 2~3 个位置的肱骨近端 X 线片，需要拍摄内旋和外旋 X 线片，腋窝侧位或真正的肩胛骨侧位 X 线片，即“创伤系列片”。有条件还可以进行 CT 扫描，以防漏诊。

（二）治疗原则

肱骨上端骨折的治疗原则是争取理想的复位，尽可能保留肱骨头的血循环供应，保持骨折端的稳定，并能尽早开始功能锻炼。但是肩关节是全身活动范围最大的关节，因此一定程度的畸形，由于活动范围的代偿，一般不会造成明显的功能障碍。在决定治疗方案时，除根据骨折的移位、成角的大小及骨折的解剖部位等因素外，还需考虑患者年龄、全身情况、合并损伤、医疗技术条件等因素综合分析判断。肱骨上端骨折中，轻度移位骨折占 80%左右，绝大多数均可采用非手术方法治疗。肱骨上端骨折的不愈合率并不高。患者的年龄、骨折的类型、性别是影响肱骨上端骨折治疗效果的基本因素，但治疗不当常导致疼痛、肩关节活动受限、患侧上肢无力等功能障碍。影响肱骨上端骨折疗效的是术后肩关节活动功能不满意，其主要原因是骨折后的疼痛使肩关节长期固定而未行有效的功能锻炼，关节脱位及严重骨折的出血和软组织损伤造成肩周粘连也是重要原因之一。因此，无论是手术治疗还是非手术治疗，尽早进行功能锻炼是肱骨上端骨折后功能恢复非常重要的治疗措施。在这个意义上，手术有其一定的优越性，但同时也要考虑手术的全身风险及手术本身的创伤，严格掌握手术适应证。

二、肱骨大结节骨折

（一）致伤原因与类型

根据致伤的暴力程度及合并伤情况可分为 4 种类型。

1. 无移位的单纯肱骨大结节骨折

此种骨折多为直接暴力撞击于肱骨大结节，即当跌倒时肩部外侧着地引起骨折，骨折块很少有严重移位或无移位。

2. 合并肩关节前脱位的肱骨大结节骨折

此骨折系肩关节前脱位时，大结节撞击于肩胛盂前下缘所致，因大结节与肱骨的骨膜未断裂，当肩关节前脱位整复后，肱骨大结节亦即自行复位。

3. 有移位的单纯撕脱骨折

此种骨折多为间接暴力引起，即当跌倒时，上肢外展外旋着地，冈上下肌、小圆肌及肩袖突然猛力收缩牵拉肱骨大结节撕脱骨折，可同时造成肩袖损伤。如果完全撕脱骨折，骨折块可缩至肱骨头的关节面以上（图 3-1）。

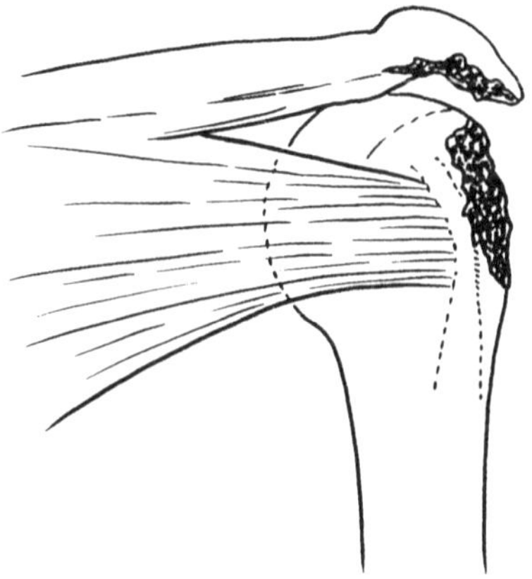

图 3-1　有移位的单纯撕脱骨折

多由于肩袖突然猛力收缩，牵拉肱骨大结节而致撕脱骨折，同时造成肩袖损伤。骨折块完全撕脱，缩至肱骨头的关节面以上

4. 合并肱骨外科颈骨折的大结节骨折

多为间接暴力引起，如跌倒时手或肘部着地，暴力沿上肢向肩部冲击，可引起肱骨外科颈及大结节骨折。

（二）临床表现

伤后肩部外侧疼痛，活动上臂疼痛加重；局部肿胀、压痛，上臂外展不到 70°。

（三）诊断

根据外伤史，临床表现及 X 线片检查即可诊断。

（四）治疗

1. 无移位的肱骨大结节骨折

用三角巾悬吊伤肢 2 周即可，并尽早加强伤肢功能锻炼。合并肩关节前脱位者，肩关节整复后大结节骨折亦复位者，可按肩关节前脱位治疗。

2. 有移位的肱骨大结节骨折

（1）如合并肱骨外科颈骨折，可按肱骨外科颈骨折复位固定处理。如肱骨大结节骨折块移位明显超过 1cm 或向上移位至肱骨头以上影响肩关节外展功能，必须进行骨折复位固定治疗。其方法：①伤员坐位。在局部血肿内麻醉下，伤肢上臂外展 90°、外旋 60°、前屈 40°位。②将伤肢放于外展架上，术者用拇指将冈上肌向肱骨大结节方向推压，迫使骨折块复位。③复位良好者用石膏条将外展架及患肢固定 4 周。

（2）如有移位的肱骨大结节骨折手法复位失败的情况，或大结节骨折被拉至肱骨头的上方时，均应行切开复位内固定治疗。一般用肩前内侧切口，暴露肱骨小结节及结节间沟，将上臂外旋外展，并用巾钳将大结节夹住向下牵拉，使之复位，根据骨折块大小、粉碎程度和骨质情况选择螺丝钉或可吸收螺丝钉、钢丝、缝线等固定，如果结节部有移位或回缩，并且有明显的肩袖损伤，应修复肩袖。逐层缝合伤口，术后用外展架固定，并加强伤肢功能锻炼。

三、肱骨上端骨骺分离与解剖颈骨折

肱骨上端有 3 个骨骺，即肱骨头、大结节及小结节，顺序于 1 岁、3 岁及 5 岁出现骨骺，于 5~8 岁 3 个骨骺融合成为肱骨上端 1 个骨骺，至 19~21 岁骨骺与肱骨干融合。因此，肱骨上端骨骺分离多见于 7~18 岁；18 岁以上可发生肱骨解剖颈骨折。

由于肱骨上端在额状面上，肱骨干骺端形成 15°左右的后倾角，骨骺中心位于骺板的内后侧，因此，沿肱骨干向上传导的暴力作用于骺板，产生剪切应力，造成骨折线呈斜行，前外侧部分经过骺板面骨骺分离，后内侧部分经过干骺端时，形成一个三角形骨片。骨折线倾斜程度随年龄而异，年龄越大则骨折线经过骺板之横行距离越短，干骺端骨折片越大，且使倾斜面距离越长，骨折端越不稳定。

（一）致伤原因与分型

此型骨骺分离多因跌倒时上肢外展及前屈、外旋及内旋等关系，暴力沿肱骨向上传导作用于骺板或肱骨解剖颈所致。

1. 依骨折线形态分类

（1）滑脱型：骨折线完全通过骺板，骨骺从干骺端滑脱，复位后一般不引起发育障碍。

（2）干骺型：骨折通过骨骺并形成一个三角形干骺端骨折片，此处有骨膜联系，易复位较稳定。

（3）骨折线通过骺板及关节面，此型整复要使关节面完整复位，以免影响关节功能。

（4）压缩型：因纵轴压缩暴力所致，晚期易有发育障碍。

2. 依骨折端稳定情况分型

（1）稳定型：前后移位少于干骺断面的1/4，前倾少于20°的内收型，易于复位，固定易于保持骨折的对位。即使未复位，亦不易使移位再加重。

（2）不稳定型：骨骺分离前后移位超过干骺断面的1/4，向前成角大20°，外固定难于稳定骨折端的对位，如将上臂前屈大于60°，可增加其稳定性。

（二）治疗

1. 手法复位外固定

（1）用1%～2%普鲁卡因血肿内麻醉。

（2）伤员取坐位或仰卧位，伤肢上臂取外展前屈位。

（3）经伤侧腋窝、胸壁及背侧用布带向健侧做对抗牵引，一助手将伤肢屈肘90°，沿肱骨纵轴牵引。

（4）术者用手向后按压远侧骨折端，一般即可复位。复位后稍放松一点牵引，使骨折端互相抵紧。

（5）用外展架及石膏固定，以维持骨折端的对位。

2. 切开复位内固定

手法整复失败或肱骨头已脱位者可行切开复位内固定，手术复位操作并不困难，用肩部前内侧切口，暴露骨折端，容易得到满意的复位，用螺钉或克氏针内固定，缝合伤口，可以进行早期活动。一般仅用三角巾悬吊伤肢，不做特别的外固定。有可能发生肱骨头无菌性坏死。

3. 人工肩关节置换

年龄较大的患者，骨质疏松较严重并有肱骨头骨折粉碎严重而无法进行有效的固定，采用切开复位内固定也很难达到足够的稳定性来进行早期功能锻炼，不愈合、畸形愈合以及肱骨头缺血坏死等晚期并发症发生率较高。肱骨近端的血供及其破坏是预测肱骨头存活可能性的关键。旋肱前动脉是肱骨头的主要供血动脉，进入骨内的分支称为弓形动脉，为整个肱骨头供血。旋肱后动脉只供应关节面后下方的一小部分。另外通过肩袖附着点进入肱骨头的血管也非常重要（图3-2）。因创伤骨折移位而损伤肱骨头供血动脉，可导致骨折不愈合以及肱骨头缺血坏死。

人工肩关节置换术对这类患者是一种有效的治疗方法。人工肩关节置换绝大多数为肱骨头置换，一般无须进行关节盂的置换。只有在合并肩关节退行性变、关节盂磨损或骨折、发育不良等特殊情况下才考虑全肩置换。但是，对于年轻的患者，从长期随访结果来看，应用人工肩关节置换术治疗可显著改善患者的疼痛症状，并在一定程度上改善活动度。但进行评估时，接近一半的年轻患者的结果不好。而一些未采用人工肩关节置换术的患者，尽管存在肱骨头的坏死、塌陷，若复位良好且达到近似解剖愈合的效果，患者疼痛缓解和功能恢复的情况可与人工肩关节置换的结果相似。对年轻患者应用人工肩关节置换须十分谨慎，尽可能以切开或闭合复位、内固定的方法进行治疗，但骨折必须达到良好复位的效果，若术中无法达到满意的复位效果则改为人工肩关节置换。

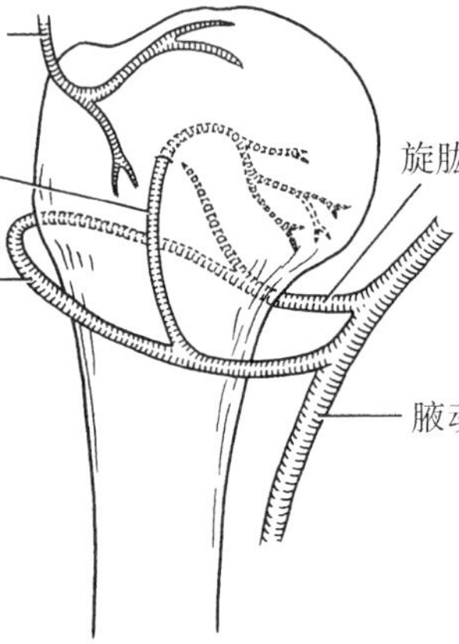

图 3-2　肱骨头的血供

四、肱骨外科颈骨折

肱骨外科颈位于解剖颈下 2~3cm，胸大肌止点以上，此处由骨松质向骨密质过渡且稍细，是解剖上的薄弱环节，骨折较为常见，各种年龄均可发生，老年人较多，肱骨外科颈骨折移位多较严重，局部出血较多，应特别注意。

（一）致伤原因与分型

此型骨折多为间接暴力所致，如跌倒时手或肘着地，暴力沿肱骨干向上传导冲击引起骨折；肩部外侧受直接暴力亦可引起骨折。

1. 裂纹型骨折

即由直接暴力所致。

2. 外展型骨折

由于跌倒时上肢外展位所致，并使骨折远侧段呈外展，近侧段相应内收，形成两骨折端向外成角移位，且常有两骨折端互相嵌插。

3. 内收型骨折

跌倒时一上肢内收位，使骨折远侧段内收，近侧段相应外展，形成两骨折端向内成角移位，两骨折端内侧常有互相嵌插。

4. 肱骨外科颈骨折合并肩关节前脱位

多为上肢外展外旋暴力导致肩关节前脱位，暴力继续作用，再引起肱骨外科颈骨折。

（二）诊断

根据伤员的受伤史，肩部疼痛，肩部活动加重疼痛，肱骨大结节周围压痛明显，肩部X线片检查即可确诊且可显示骨折的类型情况，以供治疗参考。

（三）治疗

肱骨外科颈骨折特别是严重的骨折，易发生粘连，导致肩关节活动受限甚至僵硬。因此在处理外科颈骨折中，准确的整复、牢靠的固定和尽可能早的功能锻炼是至关重要的措施。对无移位骨折，或2、3型轻度移位的骨折，无须整复骨折。特别是老年人的嵌插型骨折，用三角巾悬吊伤肢并加强功能锻炼即可。

1. 有移位骨折的手法复位外固定

对青壮年伤员应使骨折移位整复满意。手法复位外固定的步骤如下：

（1）用1%~3%普鲁卡因局部血肿内麻醉。

（2）伤员取仰卧位或靠坐位，伤肢放于适中位置，即肩关节外展90°、前屈30°~45°、外旋45°、肘关节屈曲90°左右。

（3）助手一手挽住伤者前臂屈曲肘关节90°，使肱二头肌松弛，一手握住上前臂，缓慢牵引；同时另一人用一布带绕过伤者腋窝并经胸前及背后向健侧牵引，作为对抗牵引。在此牵引情况下，即可纠正成角及旋转移位，以利手法整复骨折端的侧方移位。

2. 右侧肱骨外科颈外展型骨折手法复位

待助手将两骨折端逐渐牵引拉开时，术者立于伤侧与伤员面向一致，左手掌的尺侧压于两骨折端的内侧，右手掌的桡侧压于肱骨远端的外侧，两手对压即纠正骨折端的外展移位；然后术者将内侧左手掌转压于两骨折的前侧，同时将外侧的右手掌转压于肱骨远端的后侧，两手对压即可纠正骨折端的向前成角移位。助手密切配合术者手法动作进行牵引，先将肱骨远侧段内收，再转向前侧屈曲。当术者将骨折整复满意后，在术者两手压力未松之前，助手先放松一些牵引力，同时将伤肢上臂向近侧端轻轻推撞，使两骨折端互相嵌压挤紧，以利骨折端对位稳定。如系老年伤员骨质疏松、两骨折端未嵌插或骨折端不稳定者，要求手法整复使骨折端变为稳定性骨折，有利于外固定治疗。

3. 右侧肱骨外科颈内收型骨折手法复位

于助手将两骨端牵引拉开时，术者右手掌的尺侧压于两骨折端的外侧，同时左手掌的桡侧压于肱骨远端的内侧，两手对压即可纠正肱骨外科颈骨折的内收移位；随即将右手掌转压于两骨折端的前侧，左手掌转压于肱骨远端的后侧，两手对压并使上臂向前屈，即可纠正两骨折端的向前成角移位。若系老年人的非稳定性骨折，在术者手法复位未放松压力之前，将上臂向上撞顶，使两骨折端嵌插或稳定，以利外固定治疗。

4. 外固定治疗

在手法复位满意后，一般儿童及青壮年均可用外展架或肩穗形石膏加压塑形固定，以保证骨折端的正确对位。老年患者不宜采用外展架固定，可改用超肩关节石膏托或蘑菇头放腋下的小夹板外固定，并用三角巾悬吊伤肢治疗，一般均可获满意疗效。在伤员无痛苦的情况下，即可积极开展全身及伤肢肘腕功能锻炼，以利骨折愈合。

5. 合并肩关节前脱位的肱骨外科颈骨折

上述手法复位无效，必须先将肩关节前脱位整复，再整复骨折端的移位。强力牵引并不能使肱骨头复位。因此，要用轻巧牵引力顺肱骨方向牵引，加手法推压肱骨头使之复位，然后再整复肱骨外科颈骨折的移位。如手法复位失败，应行切开复位内固定治疗。

6. 切开复位内固定

对一些骨折移位严重，骨折端不稳定，并有软组织嵌入其间，手法整复或外固定治疗失败者，或治疗时间较晚已不能用手法整复者，外固定不可靠，需要时间长，不能解决骨折端嵌入的软组织，有发生骨不连的可能，非手术治疗很难奏效，特别是青壮年需要切开复位内固定治疗。

（1）于高位臂丛麻醉下，患者取仰卧位，伤肩垫高，自肩锁关节前下方沿锁骨外 1/3 向内到三角肌和胸大肌之间，转向外下延伸，做弧形切口，长 12~14cm，切开皮肤、皮下组织和深筋膜，在三头肌和胸大肌之间分离，保护头静脉，将三角肌向外牵开，胸大肌向内牵开，即显露肱二头肌长头肌，清除局部血块，即可查清两骨折端的位置和肱骨头脱位位置，助手两手持续牵引伤肢，协助术者进行肱骨头脱位或骨折端复位，用骨膜起子将骨折端复位，并将两骨折端互相抵紧，观察骨折端对位的稳定性情况。内固定的方法较多，可选用骨松质螺钉和加压螺钉固定。用螺钉内固定，由于近侧骨折端是骨质松质，特别在骨质疏松的患者，这种固定方法可能不牢靠，容易造成螺丝钉滑脱；用钢板内固定，需要特殊的钢板，如 T 形钢板等，手术操作时注意避免对周围组织产生较大创伤。

（2）检查清洗伤口，放置负压引流逐层缝合伤口，术后将伤肢用外展架固定于外展 60°~70°、前屈 30°~45°。术后在伤肢无痛苦的情况下，即开始伤肢未固定部位的功能锻炼。1~2 天拔去负压引流，10~14 天拆除缝线，4~6 周拆除外展架，摄 X 线片检查骨折愈合情况。

第四章

骨盆损伤

第一节　骨盆骨折

一、应用解剖

（一）骨盆的骨结构

骨盆是由骶骨、尾骨和两侧髋骨（髂骨、耻骨和坐骨）连接而成的坚强骨环，是躯干与下肢之间的骨性成分，起着重量传导以及支持、保护盆内脏器的作用。两侧髋骨与骶骨构成骶髂关节，髋臼与股骨构成髋关节，两侧耻骨借纤维软骨构成耻骨联合。从青春期开始，骨盆就逐渐出现明显的性别差异。女性骨盆的特点主要与其妊娠和分娩功能有关。

（二）骨盆的力传导

骨盆是脊柱与下肢间的桥梁，躯干的重力通过骨盆传达到下肢，下肢的震荡也通过骨盆上达脊柱。人直立时，体重从腰椎经骶骨、两侧的骶髂关节及髋骨，尤其是髋臼传至股骨头，也称为股骶弓。坐位时，体重从髋臼的上方及坐骨体传至坐骨结节，也称为坐骶弓。上述重量传导经过髋骨最厚和最坚固的骨质部分。两侧耻骨上支在耻骨联合处的连接，可使股骶弓得到稳定。耻骨弓则起约束坐骶弓不易分开的作用。

骨盆对盆腔内的脏器，如生殖、泌尿器官、神经及血管有保护作用。

（三）盆腔内容

盆腔内容可分为 3 层。

1. 盆腹膜腔

这是腹膜腔的延续部，无固定界限。男性盆腹膜腔内有腹膜内直肠部、盆腔内的小肠和结肠等。腹前壁与膀胱间的腹膜形成膀胱前皱襞，膀胱与直肠间的腹膜形成膀胱直肠皱襞，也称后皱襞。这两个皱襞的位置随膀胱的充盈程度而升降。在膀胱充盈时，前皱襞高于耻骨联合4~6cm，后皱襞距肛门约9cm；膀胱空虚时，前皱襞恰在耻骨联合上缘，后皱襞距肛门4~5cm。这种变化与负伤时的损伤范围和性质有密切关系。

女性盆腔还有子宫及其附件和阴道最上部。子宫介于膀胱和直肠之间，将膀胱直肠凹分为两部，前部为膀胱子宫凹，后部为直肠子宫凹。

2. 盆腹膜下腔

上面为腹膜，下面为盆筋膜。男性盆腹膜下腔有膀胱与直肠的腹膜外部分，以及前列腺、精囊、壶腹、输精管和输尿管的盆部。女性有子宫颈和阴道的开始部。此外，还有血管、神经、淋巴管和淋巴结等。盆内大血管主要有髂内动、静脉，行走于腰大肌的内侧，向下、向外及向后下行走并分为壁支与腹支。壁支供应盆壁和外生殖器，腹支供应盆腔内脏器。

神经来源于腰$_4$~腰$_5$和骶$_1$~骶$_3$骶神经前支的骶神经丛。臀上神经经梨状肌上孔穿出，臀下神经、股后侧皮神经和坐骨神经都经梨状肌下孔穿出，走向臀部。

3. 盆皮下腔

在盆筋膜下面和皮肤之间，相当于会阴部。前为尿生殖器官，后为直肠末端。

二、损伤机制

骨盆骨折多由直接暴力造成，间接暴力原因所致占少数。骨盆左右侧面或前后面被驰行车辆撞击，倒塌重物挤压及高处坠落伤等是常见原因，在地震灾害中的发生率可占10%~22%。

（一）直接暴力

1. 内旋暴力

重物直接砸击，如房屋倒塌时，骨盆侧方受重物直接砸击，暴力挤压骨盆两侧，多发生骨盆前部耻骨支或耻骨联合处骨折。如暴力强大，可引起骶髂关节移位，骨盆向对侧内旋、扭转移位。

2. 前后侧外旋暴力

暴力作用于骨盆前后侧，如患者跌倒俯卧或仰卧倒地，车轮碾过骨盆一侧时，前后侧挤压或撞击暴力可导致骨盆前、后部同时骨折，常有耻骨部和髋骨部联合骨折。也可能包括耻骨联合分离、骶髂关节脱位等。骨盆向同侧扭转，外旋移位。

3. 一侧骨盆纵向暴力

纵向剪式暴力作用于一侧骨盆，多见于交通事故，受伤一侧前、后部骨折因同时受腹肌牵拉作用，常发生耻骨联合分离合并骶骨翼骨折，一侧耻骨上、下支骨折合并同侧骶髂关节脱位等。受伤侧骨盆向上移位。

4. 骶尾部暴力

暴力作用于骶尾部，如后仰或坐位摔倒，可致骶骨横断骨折合并尾骨脱位、尾骨骨折或脱位等，骨折远端向前移位。

（二）间接暴力

常由损伤时肌肉猛烈收缩引起撕脱骨折，多发生在髂前上棘、髂前下棘及坐骨结节。

三、类型

根据骨折部位和产生后果的不同，骨盆骨折可分为 3 种类型。

1. Ⅰ型：盆弓完整的骨折

（1）髂骨翼骨折。

（2）一支耻骨骨折。

（3）髂前上、下棘和坐骨结节撕脱骨折或骨骺分离。

（4）骶骨横断骨折。

（5）尾骨骨折脱位。

2. Ⅱ型：一处盆弓断裂的骨折

（1）一侧耻骨上、下支骨折。

（2）耻骨联合分离。

（3）一侧骶髂关节脱位，或一侧骶髂关节附近的髂骨骨折。

3. Ⅲ型：两处以上盆弓骨折

（1）一侧耻骨上、下支骨折合并同侧骶髂关节脱位或髂骨骨折。

（2）耻骨联合分离合并一侧骶髂关节脱位或髂骨骨折。

（3）两侧耻骨上、下支骨折。

（4）耻骨联合分离合并一侧耻骨上、下支骨折。

（5）耻骨联合分离合并一侧骶髂关节脱位。

（6）耻骨联合分离合并一侧髂骨翼骨折。

（7）髂骨骨折合并同侧耻骨上、下支骨折。

（8）一侧耻骨上、下支骨折合并骶髂关节脱位。

（9）骨盆环多处骨折。

四、临床表现

（一）稳定性骨折

为较低能量致伤，由于外力较轻，无合并盆腔内重要脏器损伤的并发症，全身情况趋平稳，骨折局部可有受伤痕斑。耻骨支骨折疼痛肿胀在腹股沟部及会阴部，可伴内收肌疼痛；骶骨横断骨折、髂骨翼骨折为局部肿痛；撕脱性骨折除局部疼痛常较剧烈外，有明显髋关节屈伸牵拉痛。

（二）不稳定性骨折

由于骨盆失去稳定性，除疼痛及局部肿胀外，伴有明显功能障碍，常有不能坐起、翻身困难的情况。耻骨联合分离，可触到耻骨联合处的间隙加大及压痛；在骶髂关节及其邻近的纵形骨折，多伴有前环损伤，骨盆失去稳定，症状较严重，疼痛及活动受限明显；后环损伤侧的下肢症状较明显。在分离型损伤中，由于髂骨翼呈外翻状，使髋臼处于外旋位，患侧下肢常呈外旋畸形。

五、诊断

（一）外伤史

应了解受伤时间、方式及受伤原因，伤后处理经过，输液情况，大小便情况等。女性应询问月经史、是否妊娠等。

（二）临床表现

有上述典型临床表现。

（三）体格检查

详细检查患者全身情况，明确是否存在失血性休克、盆腔内脏器损伤，是否合并颅脑、胸腹脏器损伤。其他一些检查，例如“4”字试验、扭转骨盆、骨盆分离试验（在急性严重骨盆骨折患者不便应用）。

（四）压缩型或分离型骨折的鉴别

1. 脐棘距

由脐至髂前上棘的距离，正常情况下两侧相等。在压缩型骨盆后环损伤，伤侧髂骨翼内翻、内旋或向对侧扭转，其脐棘距离短于对侧；在分离型，伤侧髂骨外翻、外旋或向同侧扭转，其脐棘距离长于对侧。

2. 髂后上棘高度

患者平卧，检查者双手插入患者臀后触摸对比两侧髂后上棘的突出程度及是否有压痛，除髂骨翼后部直线骨折对髂后上棘无影响外，在压缩型，由于髂骨内翻，伤侧髂后上棘突出且有压痛；在分离型，髂骨翼外翻，伤侧髂后上棘较对侧低平，有压痛。如有明显向上移位，可感到髂后上棘位置高于对侧，一侧骨盆向上移位时，该侧下肢可出现短缩现象。在骶骨骨折及尾骨脱位，肛门指检可触知异常活动或骨擦音，并可根据指套有无血迹来判定直肠是否损伤。

（五）影像学检查

1. X 线检查

骨盆骨折做 X 线前后投照位，90%可获得骨折和类型的诊断。加拍摄出、入口投照位的诊断率可达 94%。X 线检查不仅可明确诊断，还能了解骨折的部位及类型，并根据骨折移位的程度，判断骨折为稳定或不稳定及可能发生的并发症。骨盆的前后移位不能从前后 X 线片上判断。因为在仰卧位时，骨盆与身体纵轴呈 40°~60°的倾斜，因此骨盆的正位片对骨盆缘的显示实际上是斜位。为了多方位了解骨盆的移位情况，应拍摄骨盆入口位及出口位 X 线片。

（1）正位：正位的解剖标志有耻骨联合，耻坐骨支，髂前上、下支，髂骨嵴，骶骨棘，骶髂关节，骶前孔，骶骨胛及腰$_5$横突等，也可见显示其他骨性标志，如髂耻线、髂坐线、泪滴、髋臼顶及髋臼前后缘。耻骨联合分离 > 2.5cm，表示有骶棘韧带断裂及骨盆旋转不稳定；骶骨外侧和坐骨棘撕脱骨折，表示有旋转不稳定；腰$_5$横突骨折，则为垂直不稳定的表现。

（2）出口位：取仰卧位，X 线球管向尾侧倾斜 35°~40°投射，能较好显示骨盆在水平面的上移及矢状面的旋转。尤其是可判断后骨盆环无移位的前骨盆环向上移位。出口位是真正的骶骨正位，骶骨孔在此位置显示为一个完整的圆形，可清楚观察到骶骨孔骨折、骶骨横形骨折、腰$_5$横突骨折及骶骨外缘撕脱骨折。

（3）入口位：取仰卧位，球管向头侧倾斜 35°~40°投射，能较好显示骨盆的前后移位，后骨盆环移位，外侧挤压损伤造成的髂骨翼内旋，前后挤压损伤造成的髂骨翼外旋，以及髂骨压缩骨折或髂骨翼骨折。

2. CT 检查

（1）优点：能较好显示骨及软组织损伤，特别是骨盆环后部损伤及韧带结构损伤等，有助于判断骨盆旋转和前后移位、半侧骨盆移位和耻骨支骨折合并髋臼骨折。此外，对骨盆骨折内固定后，CT 能准确显示骨折复位情况、内固定物位置以及骨折愈合情况。

（2）限制：对骨盆垂直移位的诊断不及 X 线片。

3. MRI 检查

适用于骨盆骨折的并发损伤，如盆内血管损伤、脏器的破裂等。骨盆骨折急性期则少使用。

六、并发症

骨盆骨折或脱位的处理原则上应注重对相关并发症的救治，如失血性休克、尿道膀胱损伤、内脏破裂和重要血管断裂等。骨盆骨折多合并其他部位及脏器损伤，病情复杂，病死率较高。

在19世纪，骨盆骨折的病死率为85%，到20世纪初下降至50%，20世纪30年代，约为30%。随着诊疗器械、外科技术和各种监测技术的发展，骨盆骨折的病死率已下降至5%~20%。骨盆骨折的主要危险在于其并发症，失血性休克是导致死亡的第一因素，开放性骨折更会引起不可控制的大出血而致死亡，其中老年人占大多数。在骨盆盆腔内还有诸多重要脏器和神经，也可因骨盆骨折而受到不同程度损伤。

（一）出血性休克

高能量外力致伤的骨盆骨折可发生大出血，并很快导致休克，发生率可达30%以上。出血的主要来源是海绵骨骨折、盆壁静脉丛及盆腔内中小血管损伤。

1. 出血来源

（1）骨折断端渗血：骨盆多为松质骨构成，血运丰富，骨折后断端可大量渗血，其出血量多少与骨折的严重度一致，这种出血不易止住，是发生出血性休克的一个重要出血根源。

（2）骨盆内血管出血：出血的危险性不仅仅是指大的动、静脉受损，还包括骨折表面的渗血不止及静脉丛受损，有时甚至几种出血源同时存在。

1）后中环血管：包括髂腰动、静脉，骶外侧动、静脉，臀上动、静脉，主要供应骨盆后部的骨组织血运。当骨盆后段骨折如骶髂关节骨折脱位或髂骨骨折时，可损伤后中环血管。

2）前中环血管：包括闭孔动、静脉，阴部内动、静脉，髂外动、静脉及其分支。当耻骨、坐骨及耻骨联合骨折分离时，可伤及前中环血管。

3）两侧侧环血管：两侧侧环是髋臼部，为双侧闭孔动、静脉及其分支。髋臼部骨折可伤及此血管。

4）盆腔内静脉丛出血：盆腔内有丰富的静脉丛，其面积为动脉的10~15倍，且静脉丛血管壁薄，弹性差，周围又多为疏松组织，缺乏压迫止血作用，当骨盆骨折时，极易伤及静脉丛，引起大出血。

（3）盆腔内脏破裂出血：盆腔内脏器如膀胱、直肠、女性的子宫和阴道被骨折端刺伤撕裂，可引起严重的出血。

（4）骨盆壁及邻近软组织撕裂出血：这也是重要的出血源。

2. 诊断

（1）病史：有明确的外伤史，患者除主诉骨折部位疼痛外，还有腹部及腰部疼痛等。

（2）体征。

1）一般症状：可有面色苍白、出冷汗、躁动不安、肢体发冷、口渴、脉搏快、少尿或无尿、收缩压下降及脉压减小等。

2）局部体征：下腹部、腰部、会阴部及大腿中上段可见皮肤肿胀、皮下瘀斑，可触及明显的皮下血肿。

3）腹膜刺激征：出现腹痛，腹胀，腹部肌紧张，腹部压痛、反跳痛及肠蠕动减弱等。注意与腹腔内脏器破裂相鉴别。

（3）X 线片表现：一般可见骨盆环有 2 处以上骨折、骨盆后部骨折脱位或骨盆粉碎骨折。

（4）腹膜后血肿与腹腔内出血、脏器破裂的鉴别。

1）单纯腹膜后血肿引起的腹肌紧张和压痛，越近后腰部越明显，越近前腹部越轻微，且多局限于伤侧及下腹部，有时局部可稍隆起。腹肌紧张程度于深呼吸时检查常可减轻。腹腔内脏损伤则可引起全腹肌紧张和压痛，肌紧张程度较重，有时可达“板样”程度，腹部呼吸常减弱或消失。

2）腹膜后血肿的叩诊浊音区，不因体位改变而移动，肝浊音区不变，听诊时肠鸣音在伤侧可减弱或消失。而腹腔脏器伤之出血，可出现移动性浊音，胃肠穿孔者并有肝浊音区消失。

3）腹腔穿刺，如抽出血液或液体对诊断腹腔脏器伤很有价值，但须注意假阳性，因在巨大腹膜血肿隆起靠近前腹壁者，亦可抽出血液。

4）腹膜后间隙注射 0.25%普鲁卡因，如系腹膜后血肿所引起的假性腹膜刺激症状注射后可减轻或消失，而在腹腔脏器伤引起的腹部症状，则注射后无改变。

5）腹膜后血肿，腹腔灌洗为阴性；腹部平片腰大肌阴影模糊；CT 扫描可发现后腹血块，MRI 检查可发现主干血管及较大分支损伤；DSA 检查可明确出血部位。

6）腹腔内出血、脏器破裂，腹腔灌洗有胃内容物，白细胞计数增高，涂片见大量细菌；腹部平片腰大肌阴影清楚；CT 扫描可发现实质、空腔脏器破裂；MRI 检查可发现实质、空腔脏器损伤；DSA 检查可明确具体脏器损伤出血部位。

（二）泌尿道损伤

泌尿道损伤是骨盆前环骨折的常见并发症，与骨折类型有密切关系，在一侧耻骨支骨折的发生率约为 15.5%，双侧耻骨支骨折可高达 40.8%。

1. 前尿道损伤

骨盆骨折并发前尿道损伤，可发生所谓“桶柄状”骨盆骨折，受伤机制是前尿道被外力挤压于耻骨两弓之下，外力造成耻骨骨折而损伤前尿道，可分为部分或完全尿道断裂。根据外伤史、体检、尿道逆行造影不难诊断。询问病史可发现有上述特征性受伤机制，主要症状有尿急，但排时不能排出，出现尿潴留，阴茎及阴囊部肿痛。体检可发现会阴部有血迹，深阴茎筋膜完整者可见阴茎部尿液外渗；深阴茎筋膜被穿破则可见下腹、阴囊、会阴部尿液外渗，尿道完全断裂时，无法插入导尿管，肛门指诊发现前列腺移位，尿道逆行造影可确诊。

2. 后尿道损伤

耻骨联合分离及耻骨支骨折的严重程度，一般能反映后尿道损伤的情况，常导致尿生殖膈及其以上部后尿道损伤，尿道膜部比前列腺部更易受到损伤。主要症状为会阴部及下腹部胀痛，有尿意但不能排尿，如为不完全断裂，则可有血尿，尿道口流血或有血迹。体检发现会阴部、下腹部、阴囊部尿液外渗，试插导尿管受阻，肛门指诊发现前列腺向上回缩，可触及柔软有波动肿块。尿道膀胱逆行造影可确诊。部分撕裂伤应细心放入软导尿管，不可粗暴放入较硬的导尿管，以免增加尿道之损伤，甚至可插入尿道损伤处之外。须保留导尿管，持续 10~20 日，然后定期扩张尿道，防止尿道狭窄。

3. 膀胱破裂

发生率约为 4%，空虚的膀胱比较有游动性，很少直接受伤，而充盈之膀胱，游动性小且体积大，易受直接打击损伤或被骨折刺伤。因膀胱前壁与耻骨支无紧密粘连，故耻骨联合分离一般并不损伤膀胱。膀胱破裂可以是腹膜内或腹膜外，或两处同时存在。诊断可根据外伤史、下腹部痛、伤前较长时间未排尿而伤后有尿意但排不出、有血尿或尿道口有血迹作出。早期可无腹膜刺激征，但稍后出现明显的腹膜刺激征，上腹部有明显压痛、反跳痛、肌紧张，此点可与其他器官破裂鉴别。向膀胱内注射少量无菌生理盐水，如未能回抽出或回抽量明显少于注入量，则表明膀胱破裂，可行膀胱造影确诊。膀胱破裂应手术治疗探查与缝合。

（三）女性生殖道损伤

女性由于骨盆结构较男性短而宽，其骨盆内较男性多了子宫及阴道，器官拥挤、固定。子宫及阴道前有膀胱、尿道及耻骨联合，后有直肠及骶尾部，故子宫及阴道发生裂伤时常并有其前后脏器伤。损伤的原因除骨折端刺伤生殖道外，还可由于受伤时两腿分开呈骑跨式撕裂会阴，其中以阴道伤占一半以上，病死率高达 30.4%，原因是早期控制不住的出血及晚期感染。阴道破裂与骨折相通，则可引起深部感染。

诊断上有明确的外伤史，X 线片显示严重骨盆骨折。下腹部、会阴部疼痛，非月经期流血，体检发现会阴部皮下淤血、局部血肿，阴道指诊触痛明显，可触及骨折端及阴道破裂口，直肠指诊触及骨端。B 超下腹部有时可发现子宫破裂、下腹部血肿。对女性骨盆骨折应注意行肛门指检及检查阴道（已婚者），应及时修补破裂之阴道，以避免婚期阴道狭窄。

（四）直肠损伤

直肠或肛管损伤，主要由坐骨骨折片移位或骶骨骨折端直接刺伤所引起。其重要性不仅在于肠道损伤本身，且常常是盆腔感染的主要来源，盆腔感染又是主要的死亡原因之一。

肛门出血是直肠或肛管损伤的主要症状，可有下腹痛及里急后重感，其中肛门渗血是重要体征，应行常规肛检。直肠裂伤应予修补并做结肠造瘘，低位直肠裂伤常不能满意地缝合肠壁破损处，须作局部引流，经会阴的引流应达盆膈以上，使坐骨直肠凹完全敞开。清创要彻底，尽量用附近有活力的组织覆盖已暴露的骨折端。腹股沟及其他适当位置也均安置负压引流，同时合理使用抗生素。

（五）神经损伤

约占 1%，常因为受伤后的骨折症状掩盖，早期未能得到及时诊断。损伤多由于神经行经部位的骨折脱位所致。如骶骨骨折、骶髂关节脱位应考虑骶$_1$、骶$_2$ 神经损伤；严重的半骨盆移位应考虑腰丛或骶丛神经干损伤；髂骨或坐骨骨折应考虑坐骨神经损伤；髋臼骨折、耻骨骨折有损伤闭孔神经的可能。神经损伤后出现该神经支配区运动、感觉障碍，表现为臀肌、腘绳肌及小腿后肌的麻痹。骶骨骨折合并神经损伤，多系牵拉伤或血肿压迫致伤，采用保守治疗后，症状多可逐渐好转或消失，仅少数需要手术治疗。对骶$_1$、骶$_2$ 神经损伤导致坐骨神经痛，可先保守治疗，无效可手术探查。伴有足下垂者，75%保守治疗无效，应尽早手术探查减压。骶管区骨折伴大小便功能障碍，手术椎板减压效果优于保守治疗。

七、治疗

骨盆骨折是一严重损伤，常因出血性休克或其他并发症如 ARDS、盆腔感染等死亡。对骨盆骨折多发伤的治疗原则是：首先治疗威胁生命的颅脑，胸、腹内脏损伤及失血性休克等并发症，其次是设法保留损伤的肢体，随后才是骨盆骨折本身的治疗。腹腔脏器损伤，无论是实质脏器出血或空腔脏器破裂，均应在抗休克的基础上尽早手术探查。

以往对骨盆骨折治疗的重点是整复骶髂关节脱位，对骨盆变形重视及纠正不够，因而多遗留骨盆畸形。因此，合理的治疗必须了解各类型创伤解剖改变的特点，依赖正确的分类与诊断作为治疗的理论指导，才能选择正确的治疗方法。

（一）稳定型骨折的治疗

1. 髂骨翼骨折

骨折片或大或小，但骨折线均不贯通髂骨盆弓，故移位一般不明显，偶尔稍向内或中线移位。骨盆功能无明显影响，不需整复骨折。以仰卧位卧床 4~5 周，即可逐渐离床活动。

2. 单纯前环耻骨支或坐骨支骨折

骨盆主弓未受影响，故骨折移位不明显，骶髂关节的位置无改变。不论单侧或双侧，除个别骨折块游离突出于会阴部皮下需手法压回，以免畸形愈合后影响坐骑之外，一般均不需整复骨折，在站或坐时，均不影响骨盆的稳定性和体重传导。仰位卧床 2~3 周，即可起床活动。

3. 髂前上、下棘和坐骨结节撕脱骨折或骨骺分离

髂前上、下棘撕脱骨折，取屈髋屈膝位卧床休息 3~4 周；坐骨结节撕脱骨折或骨骺分离，取伸髋伸膝位卧床休息 3~4 周；其后下地练习活动，一般 8 周可恢复功能。

4. 骶骨、髂骨裂隙骨折

骨折片无明显移位时，可用气垫保护，卧床休息 4~5 周，即可起床活动。如远侧骨折段有明显向前移位，可用手指从肛门内向后推挤复位。需要内固定的骶骨骨折，可采用后方入路，行骨折复位内固定。内固定方式有盆内钢板螺钉内固定、骶髂螺钉内固定或髂骨螺栓固定等。

骶骨骨折可因牵拉或骨折片直接损伤神经，甚至造成严重后果。损伤位置可在骨折部位的上方或下方，腰$_4$~骶$_2$ 神经根损伤可出现膝关节以下活动和感觉障碍。骶$_{3\sim5}$神经根损伤表现为会阴部感觉障碍，生殖、泌尿系统和性功能障碍等。

5. 尾骨脱位或骨折

无移位骨折，不需特殊治疗，卧床休息 2~3 周则可，1~2 个月内取坐位时垫气圈保护，注意避免大便闭结。有移位骨折，可用手指伸入肛门内将骨折远端向后推挤复位。经治疗尾骨痛仍不减轻，可以考虑手术切除尾骨。术后休息 3~4 周，多数局部疼痛症状消失，少数女性仍未痊愈，可作对症治疗，取坐位时用气圈保护。

(二) 不稳定型骨折的治疗

主要对后环损伤类型进行复位治疗。虽然表现为前环及后环的联合损伤，但关键是针对后环损伤引起的变位的治疗。前后环联合损伤的治疗有 3 种主要方法。

1. 牵引疗法

大部分骨盆骨折可应用牵引方法进行治疗。通过牵引，能有效解除肌肉痉挛，减少骨折端局部刺激，改善血液循环，达到固定肢体、减轻疼痛，纠正骨折畸形、促进骨愈合和方便治疗及护理的作用。牵引重量为体重的 1/7～1/5，骨折复位后再维持重量继续牵引 6 周，直至骨性愈合。可根据骨折损伤机制和类型采取相应的牵引方法。

(1) 侧方压缩型。

1) 适应证：无明显移位骨折，前环骨折，前、后环有移位骨折，前、后环损伤、明显不稳定，对侧半盆旋转等。

2) 牵引方法：应用双下肢牵引，适当辅助使用手法复位，可采用“4”整复手法，即将髋关节屈曲、外展，膝关节屈曲，患侧足置于健保侧膝前，双腿交叉呈“4”字形，术者一手固定骨盆，一手向下压膝关节，使之向外轻度旋转，达到复位。也可采用手掌自髂骨嵴内缘向外按压，纠正髂骨内旋畸形，然后再行骨牵引。

(2) 前后压缩型。

1) 适应证：轻微耻骨联合分离，骶髂关节前新间隙增宽，耻骨联合明显分离或伴有耻骨支骨折，耻骨联合明显分离或伴有耻骨骨折、骶髂关节破裂等。

2) 牵引方法：基本方法同上述。如为一侧骨盆外旋伴向后移位，可做双侧股骨髁上牵引。须注意防止过度向中线挤压骨盆而致相反方向畸形。对骶髂关节脱位的牵引重量可加大，时间不少于 8 周，以免在韧带愈合前又发生向上移位，重量轻和减重早是导致再脱位的主要原因。

(3) 垂直压缩型。

1) 适应证：耻骨联合分离或耻骨纵形骨折、骶髂关节破裂、半盆向头侧移位等。

2) 牵引方法：先做双侧股骨髁上或胫骨结节牵引，以纠正上、下移位和固定骨盆，有明显向上移位一侧可加重牵引重量，3～5 日拍片证实上、下移位纠正后，加用骨盆兜带悬吊牵引，以纠正侧方移位。

2. 手法复位

手法复位可加重骨折端的出血，一次手法复位可导致骨折端的出血达

500mL，因此，临床上应尤为谨慎使用。

3. 手术治疗

（1）手术原则：包括切开复位内固定和外固定器固定。20 世纪 70 年代以前，临床采用保守治疗，对有明显移位的不稳定骨盆骨折多不能恢复骨盆环的解剖和稳定，常有明显的后遗症。随着对骨盆骨折的深入研究，固定器材的改进和技术的进步，应用手术固定治疗不稳定骨盆骨折的病例日渐增多，并取得了优于保守疗法的效果。据统计，手术治疗骨盆骨折遗有步态异常的比例为 6.1%~14.2%，有腰背痛者为 5%~17.8%，均明显低于保守治疗结果。

（2）手术时机：耻骨联合分离可急诊手术固定，多数骨盆后侧损伤的复位固定常需延后处理。依据患者的一般情况而定，原则上应尽早固定不稳定的骨盆骨折，这不但有利于合并伤的治疗，也可以减少相应并发症的出现。对于血流动力学稳定的患者，手术治疗应在伤后 14 日内进行，最好在伤后 7 日左右，有些病例可能延后 2~3 周。充分的术前准备是保证手术顺利进行的关键。手术时间过早，术中骨折创面出血量较大，容易加重血流动力学不稳定的情况，合并感染和脏器衰竭的风险性大。如不及早手术，可增加术中复位难度，延长手术时间，增大手术切口感染及影响骨折愈合的可能。

（3）内固定材料：骨盆骨折的器械种类颇多，手术者必须熟悉各种器械的功能和作用，才能在术中熟练应用。

（4）技术要求：骨盆手术由于解剖结构复杂，手术操作难度较大，术中误伤其他组织和器官的风险也较大，故认为骨盆手术是一种“专家级”的手术。因此，术者必须十分熟悉骨盆相关的局部解剖关系，具有娴熟的外科操作技巧及丰富的处理术中突发事件的能力和经验，才能胜任手术，从而避免并发症的发生。

（4）手术适应证：切开复位内固定的适应证尚不统一，主要依据是骨盆环是否稳定性和不稳定的程度。

1）前环外固定后，后环有明显移位，需要能够及早取坐位的多发伤。

2）经保守治疗后，骨折移位>1cm，耻骨联合分离>3cm，合并髋臼骨折的多发伤。

3）Ⅱ、Ⅲ型骨折及多发伤。

4. 内固定方法

（1）耻骨联合分离。

1）适应证：①耻骨联合分离>25cm。②有分离移位的Ⅲ型不稳定骨盆骨折。③合并脏、器损伤早期需剖腹探查。④耻骨联合交锁。

2）麻醉：全麻或连续硬膜外麻醉。

3）体位：仰卧位。

4）手术入路：采用耻骨联合上横切口入路。

5）复位与固定：在腹直肌前方将 Weber 钳置于双侧耻骨体上，对于前方移位产生适当的复位力量，使钳尖在耻骨联合复位后位于相同水平。半骨盆向头侧移位的骨折复位较困难，可用骨盆复位钳协助复位。先在两侧耻骨联合的前方各拧入一枚 4.5mm 的螺丝钉，在有后方移位的一侧，将螺丝钉通过骨盆内小钢板的滑动孔拧入骨内，在骨盆内用螺母固定。复位满意后，可采用直重建钢板或弧形重建钢板来进行固定，一般选用 4~6 孔钢板、3.5mm 螺钉，放置于耻骨联合上方固定。如存在骨盆垂直或后方不稳定的情况，可再在耻骨联合前方另外用一块直钢板固定。如果伴有一侧耻骨上支骨折，应增加钢板的长度，同时固定耻骨支骨折。钻孔时可将示指放置于耻骨后间隙，防止损伤膀胱。

6）术后处理：耻骨后间隙放置引流管，48 小时后根据引流量决定是否拔出，单纯耻骨联合分离可于术后 4 周部分负重行走。

（2）耻骨支骨折。

1）适应证：由于耻骨支周围有坚韧的骨膜、支持韧带和肌肉的包裹，可提供足够的稳定性，在稳定的条件下，骨折 4 周左右可愈合。只有在骨折移位显著、骨盆后环结构不稳定和多发伤的情况下才需要内固定：①有明显移位的不稳定Ⅲ型骨盆损伤。②骨折倾斜移位的耻骨支骨折端刺入阴道。③伴有髋臼前柱或前壁骨折。④合并股动脉或股神经损伤。

2）麻醉：全麻或连续硬膜外麻醉。

3）体位：患侧垫高，仰卧位或健侧卧位。

4）手术入路：采用耻骨联合上横切口入路，如骨折邻近髋臼，可采用髂腹股沟入路，切口稍偏向伤侧。

5）复位与固定：可使用持骨钳或点式复位钳在直视下复位。复位有困难时，可使用 Farabeuf 钳进行复位。骨折复位后，可用直径 2.0mm 的克氏针自耻骨联合的外方向后外侧贯穿骨折端作为临时固定，以便于在去除复位钳后放置钢板。对于耻骨下支骨折，本身对骨盆环稳定性的影响相对较小，因位置较深，显露和复位均比较困难，故一般不必强求耻骨下支的解剖复位。耻骨支的内固定，可选用 6 孔塑形与耻骨的外形吻合的重建钢板固定，可利用钢板对耻骨支残留的移位进行更好复位，也可用 3.5~4.5mm 的长皮质骨螺钉对耻骨支进行固定。

6）术后处理：单纯耻骨支骨折术后卧床 4 周，Ⅲ型骨折术后制动时间可延长至 8 周。

（3）髂骨体及髂骨翼骨折

1）适应证：影响骨盆环稳定的单纯髂骨体及髂骨翼骨折。

2）麻醉：全麻或连续硬膜外麻醉。

3）体位：根据骨折的部位，采用俯卧位或健侧卧位。

4）手术入路：①较常采用前方入路，沿髂嵴近端 1mm 处做弧形切口，前端可达髂前上棘远端 3~4cm，后端至髂后上棘。②后方入路，以髂后上棘为起点，向远端做长 10cm 垂线切口，可显露髂骨及髂骨翼后方的骨折。

5）复位与固定：沿髂骨内板剥离髂肌，显露髂骨翼前方的骨折。使用持骨钳复位，如有困难。可在骨折两端的髂嵴上各打入一枚复位螺钉，用 Jungbluth 或 Farabeuf 钳复位。髂骨翼的骨折可选用重建钢板或拉力螺钉进行固定，也可用拉力螺钉结合钢板固定。

6）术后处理：于髂窝处放置引流管，防止血肿形成。

（4）骶髂关节骨折脱位前路内固定

1）适应证：①垂直不稳定的Ⅲ型骨盆骨折。②不稳定的骨盆后侧结构损伤合并髋臼骨折。③不稳定的通过骶髂关节的损伤，骨折移位>1cm。④移位严重的骨盆Ⅱ型骨折。⑤闭合复位及外固定失败者。

2）麻醉：全麻。

3）体位：健侧卧位，患侧垫高。

4）手术入路：选择沿髂嵴弧形切口入路，始于髂嵴最高点，在手指触摸指引下，沿髂嵴向前下延伸，止于髂前上棘远端 4~5cm。逐层切开腹外斜肌、腹内斜肌和腹横肌，在骨膜下和髂骨内板之间向内下剥离髂肌，显示骨盆环，向后方继续剥离可接近骶髂关节。屈髋、屈膝，使髂肌松弛，有利于解剖显露。

5）复位与固定：显露骶髂关节后，可通过提拉挤压方法，用持骨钳或点式复位钳钳夹在髂嵴的内外侧进行复位。如因骶髂关节面出现交锁导致复位困难，可在骶骨岬和髂骨上分别置入锚定螺钉，然后以 Jungbluth 钳钳夹锚定螺钉，先稍作骨折端撑开，再调作复位并固定。可选择 4 孔重建钢板或两块 3. 5mm 的动力加压钢板跨越骶髂关节做固定。可平行放置两块塑形后的钢板，用全螺纹螺固，一般骶骨岬上只能放置一枚螺钉，螺钉固定应选择在髂骨后上方把持力较好的骨质处。

6）术后处理：放置引流管。前路固定骶髂关节常难以达到坚强固定效果，术后应避免早期负重。

（5）骶髂关节骨折脱位后路内固定

1）适应证：①经骶骨骨折的骨盆后方不稳定骨折。②髂骨后方骨折合并骶髂关节骨折移位。③骨盆骨折合并腰骶连接部损伤。

2）麻醉：全麻或连续硬膜外麻醉。

3）体位：标准体位是俯卧位，也可选择侧卧位。将患者放置在垫上，垫高、支撑腹部和胸部，有利于髂骨翼显露。另一种体位是取侧卧位，患侧在上。为了能保证骶骨后方螺钉固定的准确性，在开始手术以前，应先用“C”形臂X线机透视，确保能够获得满意的骨盆前后位、出口位和入口位像的位置。

4）手术入路：根据骨折类型，选择髂后上棘内侧或外侧直切口。外侧切口适用于髂骨翼骨折或骶髂关节脱位固定，内侧切口适用于骶骨骨折固定。切口从髂嵴最高点至髂后下棘水平，从髂嵴的外侧面剥离臀大肌和外展肌。术中常需显露坐骨大切迹、骶髂关节的下部及梨状肌起点。

5）复位与固定：显露骶髂关节，清理骨折断端和骶髂关节间的骨折碎片或凝血块。在台下患肢牵引配合下，将点式复位钳的一边置于髂骨上，另一边放在髂骨棘突上进行复位。可用示指绕过坐骨大切迹，探查骶髂关节前方关节面的对合情况判断关节复位效果。经坐骨大切迹、跨过骶髂关节放置复位钳作临时固定时，复位钳的一个爪放在骶$_1$～骶$_2$水平骶孔的外侧，要注意防止损伤邻近发出的神经根。透视确定复位准确后，髂骨翼的骨折可用拉力螺钉固定，也可用钢板沿髂嵴下缘加强固定。如有骶髂关节脱位或骶骨骨折，可用骶髂关节拉力螺钉固定。

6）术后处理：放置引流管，术后应避免早期负重。

（6）骶髂关节骨折脱位经皮拉力螺钉固定。

1）适应证：骶髂关节拉力螺钉内固定是骨盆环后路固定的一种方法。通过对骶髂关节的垂直加压固定，可用于基本结构完整的骶髂关节脱位或不稳定的骨折脱位。这种手术的技术要求较高，必须能够准确地摆好“C”形臂X线机的投照位置，以获得前后位、出口位和入口位3个影像，在影像监视引导下进钉。

2）麻醉：全麻或连续硬膜外麻醉。

3）体位：做股骨或胫骨牵引，置于牵引手术床。俯卧位有利于显露骶骨及髂棘，侧卧位影像监护较困难，不适用于脊髓损伤患者。

4）复位与固定：经骶孔骨折必须解剖复位，才能防止骶神经根夹在移位的骨折块内造成损伤。如果闭合不能达到解剖复位，则需在俯卧位做切开复位。将“C”形臂旋转在前、后像位置，确认出口位和入口位像方向正确以后，插入钻头或导针，用长度32mm、直径7mm的空心钉固定，必须有把握将螺钉插入骶骨体。注意骶$_1$节段上部的螺钉路径，不能朝向骶岬，以防进入腰$_5$～骶$_1$间隙，应在椎体的中1/3，以避免从前方进入骶骨翼。

5）术后处理：放置引流管，术后应避免早期负重。

5. 骨外固定器固定

1897 年，Parkhill 最早提出应用外固定方法稳定骨折的概念。20 世纪 50 年代，Pennal 和 Sdlerland 将这项固定技术应用于骨盆环损伤的治疗。20 世纪 70 年代，Slatis 和 karatwju 经过改进，发明了更加稳定的前环外固定器，使骨盆骨折外固定技术得以广泛应用，并取得良好效果。目前抗休克治疗、血管造影栓塞术、骨折外固定器固定及内固定技术的应用，使骨盆骨折病死率进一步下降。

（1）优点。

1）可迅速稳定骨折、纠正骨盆变形、控制出血，消除休克的病因。

2）有利于稳定血凝块和血管断端血栓形成。

3）便于对多发损伤的同步治疗。

4）避免传统的布兜悬吊牵引后，因骶部受压引起褥疮和（或）加重侧方挤压型骨折发生重叠畸形。

5）无须做下肢骨牵引，便于早期活动，减少并发症。

6）操作简便，创伤小，便于推广。

（2）适应证

1）不稳定骨盆骨折、脱位，尤其是合并休克、多发性骨折或内脏损伤。

2）旋转不稳定型或旋转伴垂直不稳定型骨盆骨折。

（3）禁忌证。

1）穿针处有皮肤感染或皮肤病。

2）不能配合外固定治疗。

3）严重粉碎骨折无法穿针的髂骨骨折。

4）骨质疏松为相对禁忌证，术后护理和下地负重要谨慎。

（4）器械选择：外固定器形式多样，基本结构由针、针夹和连杆三部分组成。

1）组合式骨盆外固定器：由双侧连杆固定穿在髂骨内外板间的三枚半针，以及弧形连接杆和加压杆连接组成。穿在髂骨的半针被钢针固定夹固定在连杆上，每个固定夹和半针为可独立活动的组合体。

2）Bastiani 骨盆外固定器：适应证与组合式骨盆外固定器相同，使用方法同长骨 Bastianl 外固定器。

（5）术前准备。

1）旋转不稳定型骨盆骨折，术前须行伤侧下肢皮牵引，可减少翻身护理时产生的骨盆内、外旋不稳定。

2）垂直不稳定型骨盆骨折，术前行股骨远端或胫骨结节牵引，有利于骶髂关节复位和维持稳定。

3）常规做骨盆前后位及入口 X 线片，必要时做 CT 扫描。

4）准备组合式骨外固定器和相应配套工具及其他常规骨科器械。

5）骨盆区备皮、术前留置尿管，备皮范围包括双侧髂嵴周围及会阴部，紧急情况可不必做会阴部准备。

（6）手术设计。

1）旋转不稳定型骨折，通过穿入髂骨的半针和连接杆使外固定器和髂骨成为一个整体，同时通过对侧髂骨上的半针和连接杆，与对侧的髂骨固定成为一个稳定整体。

2）垂直、旋转不稳定型骨盆骨折，外固定器不能保持有半盆向头侧移位的骨折，对此应加用患侧骨牵引，以防止半盆上移。

3）四肢骨折单边外固定器可用于急诊固定骨盆。

（7）麻醉：紧急抢救休克时可采用局麻；与其他手术同时进行可采用全麻；单纯骨盆手术可采用椎管内麻醉。

（8）体位：取仰卧位，略屈膝、屈髋。

（9）安装步骤：在双侧髂前上棘后方处的皮肤上作一标记，再距此处 3~5cm 和 6~10cm 处皮肤作标记。顺序自三个标记处经皮在髂骨翼内外板之间分别用直径 5mm 螺纹针钻入 4~5cm，如使用 2. 5mn 直径骨圆针深度可达 7~8cm。根据不同外固定器针夹的设计，三针采用平行或不平行穿入。用针夹把持住穿入三针的尾部，再用连接杆将两侧针夹连成一体。根据骨盆骨折移位方向，通过牵引矫正半盆上移后，调整连接杆，纠正骨盆旋转畸形。透视证实复位满意后，拧紧外固定器各固定旋钮。固定期间应定期拍片复查，并根据情况调整外固定器。为了加强髂骨把持骨针的固定效果，可采用在髂前下棘处平行穿入两针的方法。此外，为了控制出血和稳定后环，可使用开叶型外固定器或 AO 抗休克钳作为急诊临时固定。

（10）各种类型骨折脱位的处理。

1）耻骨骨折及耻骨联合分离：单侧骨折和单纯分离可采用一般构型。双侧骨折移位明显且不稳定，可在耻骨上加穿半针固定。

2）髂骨粉碎骨折：髂骨粉碎无法穿针时，可在髂前下棘进针，髂前下棘区有坚厚的皮质骨，穿针后可获得较好把持力。

3）垂直、旋转不稳定型：目前的外固定器还不能很好地控制垂直，旋转不稳定，需要结合牵引或内固定。术后下肢骨牵引 3~4 周，外固定器固定时间为 8~12 周。

4）髋部骨折与脱位：伤情复杂的髋部骨折与脱位，如髋关节中心型脱位，早期可结合滑动牵引逐步复位，复位后再用骨外固定器固定，或使用特殊构型的外固定器。

（11）特殊构型的骨盆外固定器：适用于髋关节后脱位合并髋后唇粉碎性骨折、大块骨折复位后关节不稳定，以及不宜手术治疗的儿童或青年股骨颈和粗隆部粉碎性骨折。此外，还可用于髋关节感染，儿童股骨头缺血性坏死和股骨颈骨折不愈合等。

（12）注意事项。

1）抢救休克时不要强求复位，可在局麻下大体复位后固定，这样已能取得很好的临床效果，生命体征稳定后可再次进行复位调整。

2）复位时应使用手法进行整复，不能依靠对固定针、连接杆和加压杆的提拉。加压杆只能在固定结束后进行微量的加压和延伸，伤后1周以上的患者，术前需做牵引，否则复位困难。

3）穿针操作注意髂骨倾斜角度，防止固定针穿出内外板影响固定效果。穿针时可在外板外侧面用克氏针定位。钻孔时只钻透髂骨即可，不需扩孔。凭手感可判断是否拧入半针穿出内外板，固定针安放后，通过摇动检查稳定情况。

4）耻骨穿针应避免损伤周围血管、神经、膀胱、尿道。

5）髂前下棘穿针应防止进入髋臼，可使用X线透视鉴别。

6）垂直不稳定的骨折脱位，必须结合其他方式进行固定，否则容易发生再移位。

（13）术后处理：针孔包扎及护理，使用抗生素3～5日。允许翻身，3～5日后可自行坐起。去除伤侧下肢骨牵引后，先在床上锻炼2～3日后可下地活动。拆除外固定器时间：垂直不稳定型骨折为10～12周，旋转不稳定型固定为6～8周。髋部骨折脱位固定时间一般为6～8周，必要时可延长至12周。去除固定针后，2～3日内限制活动，根据局部情况，必要时可使用抗生素3～5日。

（14）并发症及防治。

1）钢针松动：钢针松动的原因是进针深度过浅，钢针穿出内板或外板，护理不当，提拉固定器抬起过度以及钻孔过大、反复穿针等。早期钢针松动可直接影响外固定的强度，增加针道感染率。为减少钢针松动率应注意：用直径2.5mm钻头、髂嵴皮质后不扩孔，直接将直径4mm螺纹半针拧入髂骨内外板之间；一次缓慢拧入半针，注意不能反复进出；进针深度须足够；组装连接杆时，如钢针偏移或偏短，应加垫片避免单针应力集中，术后护理不可试图抬起外固定器或进行翻身。

2）针道感染：骨盆穿针比较容易松动，发生原因与钢针松动及术后护理有关。

3）复位不满意：旋转不稳定型复位不满意，可在 X 线透视下松开两侧连接半针固定杆的弧形弓，做手法复位后重新固定。垂直不稳定型须辅助牵引或加大牵引重量，必要时切开复位。

4）钢针穿入髋关节：髂前上棘下穿针进针过深，可进入髋关节。

5）损伤血管、神经，比较少见。

6. 特殊类型的骨盆骨折

（1）儿童骨盆骨折：儿童骨盆环弹性强，吸收外力的能力比成人好，因而儿童骨盆骨折的发生率很少。据报道，68%～89%的儿童骨盆骨折均为机动车伤所致，其中开放骨折 16.6%，并发症与成人类似。治疗常以保守治疗为主，20 世纪 90 年代以来采用手术固定渐趋增多，并获得较高治愈率。

（2）女性骨盆骨折：女性骨盆骨折的发生率略高男性，其中开放性骨折占 9.6%～19%。女性盆腔内有质地硬韧的子宫，其前方有膀胱，后方有直肠，在非妊娠状态，不易被伤及。骨盆前环有移位的骨折，可伤及膀胱、短小的尿道外，还可压迫、挫伤甚至穿通阴道壁，成为开放性骨盆骨折。女性外伤时两大腿过度外展或“骑跨式”撕裂会阴可造成阴道损伤。由于骨盆环、阴道和会阴构成产道，骨盆损伤后若出现产道狭窄的情况，可能导致性交困难或难产。女性骨盆骨折早期，阴道及会阴部可有大量出血，必要时可行阴道填塞压迫止血，如因此引起盆内感染则预后较差。因此，对女性骨盆前环骨折移位者应常规做阴道检查，避免漏诊。对合并阴道、外阴损伤，应及时修复；对骨盆环变形应尽量取得较好复位；对耻骨骨折移位压迫阴道者，应手术复位固定或切除压迫阴道的骨折端。

（3）开放性骨盆骨折：开放性骨盆骨折占骨盆骨折的 5%～25%，造成开放性骨盆骨折的外力一般大于闭合骨折，因而伴发并发伤多，且程度严重，其病死率可高达 30%～50%，其中以年龄>40 岁者居多。开放性骨盆骨折的治疗原则与四肢开放骨折相同，即充分清创后一期、延迟一期或二期闭合创口，与直肠相通损伤按直肠损伤处理。对骨折的处理一般采用外固定器或牵引治疗，创口污染轻微能一期闭合创口时，也可行内固定治疗。

（4）皮下、筋膜大面积剥脱合并骨盆骨折：多发生在大腿前外侧和腹股沟区内侧或腰背部，可分为开放和闭合两种类型。裂伤较小的闭合型剥脱伤，可见皮下积液、积血，常造成迟发皮肤坏死；严重的开放型皮肤剥脱伤，可伴有筋膜甚至肌肉缺血和坏死。若早期治疗不当，可出现严重的软组织缺损和骨感染，最为可靠的方法是观察剥脱皮肤边缘毛细血管出血及血栓情况。对软组织损伤和骨盆骨折的治疗应统一考虑，合理安排，清创术可于骨盆手术固定之前或同时进行，常需用延迟一期或二期闭合创面，以防清创不彻底招致感染波及骨髓。

（5）浮髋损伤：有移位的骨盆前后环骨折合并同侧股骨干骨折称为浮髋损伤，治疗以手术固定为首选，并应先固定股骨干骨折。

第二节　髋臼骨折

依大体解剖关系，髋臼属骨盆的一部分。由于髋臼骨折的损伤机制、诊断和治疗方面存在与骨盆骨折不同的特点，故从 20 世纪 60 年代开始，骨科界学者将髋臼骨折与骨盆骨折作分别论述。

髋臼骨折多发生于青壮年，常由高能量损伤所致，如撞击、挤压、压砸、碾轧或高处坠落伤。因为髋臼解剖时周围结构比较复杂，发生骨折时移位多较严重，造成手术显露及固定有一定难度。以往多数采用保守治疗方法。随着手术技术的进步和内固定器械的改进，手术治疗已经逐渐成为主要的治疗手段。

一、应用解剖

髋臼由髂骨、坐骨和耻骨的三角软骨所组成。临床上根据 Judet 和 Letournel 提出的二柱概念作为对髋臼骨折分型的解剖基础。

（一）前柱

又称髂骨耻骨柱。从髂嵴的前方一直到耻骨联合，形成一个向前、向下凹的弓形结构，高起的臼缘称为前唇，它的两端由腹股沟韧带连接。前柱从上至下包括髂嵴前部、髋臼前壁的前下 1/3 和下方的全部耻骨。

（二）后柱

又称髂骨坐骨柱。上部由部分髂骨组成，向上延伸至髂骨后下部及坐骨切迹，分别为内侧面、后面及前外侧面，该处有坐骨神经及臀上血管神经束穿出；下部为闭孔的后上界，由坐骨支的臼部构成，高起的臼缘称为后唇，其下为后壁。后柱骨质比较厚实，是切取自体骨的供区。

（三）臼顶

由髂骨下部构成，横跨于前后柱之间，是髋臼的主要负重区。臼顶大部分偏前，臼口朝向外侧并向下倾斜，与股骨头构成髋关节。由于解剖上的特殊关系，关于它的概念尚不统一，传统意义上的臼顶是指水平面和股骨头相接触的关节面部分，而广义上是指整个负重区的关节面，占髋臼上方圆周的 50°~60°。臼后缘比臼前缘高，上缘比下缘高，臼下方有一切迹，在中立位髋臼能完全覆盖股骨头。

（四）髋臼

是容纳股骨头的深窝，由髂骨、坐骨、耻骨 3 部分的臼部组成。髋臼开口向前、向下、向外，其中髋骨约占顶部的 2/5，坐骨占后方及下方的 2/5，耻骨占前方的 1/5。髋臼窝之外是鞍形软骨覆盖的关节面，在髋臼的内下方软骨缺如，形成髋臼切迹。切迹由黄韧带封闭，两者间留有间隙，为血管的通道。髋臼边缘的骨性唇状突起，可对抗股骨头在人体直立时所产生的压力和屈髋时产生的应力。骨唇上坚韧的纤维软骨盂唇与切迹紧贴，盂唇呈环状与黄韧带相连。软骨盂唇的存在使髋臼加深加宽，增加了髋关节的稳定性。

二、损伤机制

（一）直接暴力

髋臼骨折绝大多数由直接暴力引起，例如建筑物倒塌直接砸在侧卧人体髋部，暴力撞击股骨大粗隆，经股骨颈、头传达至髋臼发生骨折。如受伤时大腿处于轻度外展旋转中立位，暴力作用于臼中心，即发生髋臼横形、“T”或“Y”形或粉碎性骨折；如受伤时大腿轻度外展并内旋或外旋，暴力沿股骨头作用于臼后壁或前壁，则产生后柱或后壁骨折，或者前柱或前壁骨折。

（二）间接暴力

间接暴力所致损伤机制亦相似，视当时髋关节所处位置不同，可发生髋臼不同类型之骨折。如髋屈曲 90°时，暴力作用于髋臼后缘，则产生髋臼后缘骨折；如髋屈曲 90°，大腿外旋内收时，可产生臼顶负重区骨折。无论是直接暴力还是间接暴力，均系股骨头直接撞击髋臼的结果，故除髋臼骨折外，股骨头亦可发生骨折。

三、分型

按骨折发生部位分型如下：

（一）前柱骨折

骨折线由前柱经臼底弯向下方，如伴同侧耻骨上、下支骨折，骨折片可向盆腔移位，股骨头发生中心脱位，骨盆正位 X 线片可见髂耻线中断或错位。

（二）前壁骨折

系臼的前壁与前缘大块骨折，包括关节软骨，但不涉及前柱盆面的骨皮质。股骨头可向前、向内脱位。

(三) 后柱骨折

骨折线由后柱经臼底弯向下方，由于后柱比较坚实，引起骨折的暴力较大，故常伴有同侧耻骨下支或坐骨支骨折，骨折块向内上方移位，股骨头呈中心脱位，导致坐骨大孔变小，有时可损伤坐骨神经。骨盆正位片可见髂坐线中断或错位。

(四) 后壁骨折

系臼后壁及后缘的大块骨折，包括关节软骨，但不涉及后柱盆面的骨皮质。骨折块向后上移位，股骨头亦随之脱位，但上移不多，在正位 X 线片上可见一块骨影与脱位股骨头重叠，臼后缘线缺如。

(1) 前者骨块大，多在 3.5cm×1.5cm 以上，后者骨块小。

(2) 前者无弹性固定，只需将伤肢伸直外展即可复位，但屈曲内收复又脱出，后者手法复位后较稳定。

(五) 髋臼横骨折

系髋臼骨折中最多见的类型。骨折线横贯髋臼的内壁与臼顶之交界部，实际是前后柱同时横断。少数骨折无移位者，股骨头亦无脱位。臼内壁骨折片向盆腔移位时，多伴同侧耻骨上、下支骨折，股骨头发生中心脱位。

(六) “T” 或 “Y” 形骨折

骨折线经髋臼呈“T”或“Y”形。其横形、纵形骨折线均可发生于不同平面，多伴同侧耻骨上、下支骨折和股骨头中心脱位，因纵形骨折线被前柱影像重叠，平面看不清，故平片的 X 线片表现与横形骨折相似。

(七) 双柱骨折

较常见，移位程度多较严重，且髋臼与同侧骶髂关节有分离，形成所谓“浮髋”。其骨折类型与“T”或“Y”形和前柱合并后半横形相类似。

四、临床表现与诊断

(一) 外伤史

有明确外伤史。了解受伤机制有助于骨折类型的判断。

(二) 症状

髋部肿胀、疼痛，髋关节主动及被动活动受限。

(三) 影像学检查

1. X 线片检查

是诊断髋臼骨折的主要依据。

（1）前、后位片：需观察5条线的改变。

1）髂耻线：为前柱的内缘线，如该线中断或错位，表示前柱骨折。

2）髂坐线：为后柱的后外缘线，如该线中断或错位，表示后柱骨折。

3）后唇线：在平片上位于最外侧，由臼后缘的游离缘形成，如该线中断或大部分缺如，提示后唇或后壁骨折。

4）前唇线：位于后唇线之内侧，由臼前缘的游离缘构成，如该线中断或大部分缺如，提示臼前唇或前壁骨折。

5）臼顶线和臼内壁线：由臼顶和臼底构成，如该线中断，表示臼顶骨折，如臼顶线和后唇线均破坏，表示后壁骨折；如臼顶线和前唇线均破坏，表示前壁骨折；如臼底线中断，则表示臼中心骨折。

骨盆前、后位片还可发现髋臼泪滴样骨折。

（2）45°斜位片观察前、后柱骨折改变。

1）前柱：倾向健侧即骨盆内旋45°斜位片能清楚地显示伤侧自耻骨联合到髂前下棘的整个前柱，特别是前内缘和前唇。

2）后柱：倾向伤侧45°，即骨盆外旋斜位片，可清晰显示从坐骨切迹至坐骨结节的整个后柱，特别是后柱的后外缘。因此，该片可以鉴别后柱及后壁骨折，如为后壁骨折，髂坐线仍完整，如为后柱骨折，则该线中断或错位。

（3）X线片断层摄片：多用于髋臼中心粉碎性骨折和移位较少涉及关节面的骨折，能显示骨碎片的位置及程度，在缺乏CT设备的情况下仍有价值。

2. CT检查

对显示骨折程度、判断骨折类型、制订合适的治疗方案很有帮助。

（1）常规CT断层扫描：能显示髋臼骨折的部位、范围，臼顶负重区的边缘压缩骨折，关节腔内游离骨折片，轻微的股骨头骨折，骨盆血肿，髋关节脱位及骶髂关节损伤等。效果优于平片。

（2）多层面重建（MPR）能提供不同厚度冠状面和矢状面的连续图像，先进的软件已能提供即时的重建图像，这种连续的图像扫描明显优于横断面扫描。

（3）三维CT重建是目前诊断髋臼骨折最准确的方法，其优点是能够删去不必要显示的周边结构，可选择性显示损伤部位的结构及类型。其局限性是对轻度及微细的骨折块显示不如CT平扫及MPR。

五、治疗

髋关节是全身最大的球窝关节，其椭圆形股骨头与髋臼的月状软骨面非常适应。髋臼发生骨折后，月状关节面不平滑，如果不能准确恢复髋臼关节面，头与臼因不相适应，必将导致创伤性髋关节炎。因此，治疗的主要目的是恢复臼顶关节面的平整，使股骨头回位到正常臼顶负重区范围下。

治疗前应评估包括患者的一般状况、年龄、是否合并其他损伤及疾病、骨折的类型、是否合并血管及神经损伤等。髋臼骨折多为高能量损伤，合并胸腹脏器损伤以及其他部位的骨折比例较高，常因大出血导致休克，在治疗上应特别强调优先处理对于生命威胁更大的损伤及并发症。关于髋臼骨折的治疗目前意见尚未完全统一，多数主张对骨折块无移位或移位较小、关节结构无明显损伤者做下肢牵引，对骨折块移位明显或合并股骨头脱位者，则先行闭合复位及下肢牵引，对复位效果不满意者，应尽早行手术复位及内固定。对无法行早期手术治疗者可采用保守治疗，后期视病情再做关节重建手术。

（一）保守治疗

1. 适应证

（1）年老体弱合并全身多脏器疾病，不能耐受手术者。

（2）伴有严重骨质疏松者。

（3）手术区域局部有感染者。

（4）无移位或移位<3mm 的髋臼骨折。

（5）髋臼上方完整，后方无不稳定征象。

（6）股骨头与髋臼上方位置无明显改变。

2. 治疗方法

（1）股骨髁上或胫骨结节牵引：患者取平卧位，做股骨髁上或胫骨结节牵引，牵引重量以使股骨头和髋臼不发生分离为宜。牵引时间一般为 6~8 周。去除牵引后不负重做关节功能锻炼，8 周后逐渐开始负重行走。

（2）股骨髁上及大粗隆下合力牵引：将患肢向下及向外同时牵引，即股骨髁上牵引向下，大粗隆下牵引向外，两者重量相等，使股骨头顶部回到正常臼顶负重区。髋臼一般可得到大部分复位。前柱或后柱骨折，都在髋臼的非负重区范围，将股骨头向外牵引时，由于臼内壁间隙骨折出血机化，形成纤维膜。经股骨头活动，可逐渐塑形成为纤维软骨，达到恢复关节面平滑，防止股骨头内移的效果。牵引4~6周，骨折愈合后，可在牵引下坐起活动。牵引须持续 12 周，以使臼内壁纤维膜充分形成。

（二）手术治疗

有明显脱位的前柱、后柱及横骨折，应该尽早行牵引，并根据骨折类型选择适当的手术方法。

1. 适应证

（1）髋臼顶弧与股骨头中心间距离>3mm，股骨头与髋臼对合不良。

（2）骨折线位于髋臼顶负重区，移位>5mm。

（3）关节腔内有游离骨折块。

（4）髋关节脱位合并髋臼有较大骨折块。

2. 相对适应证

（1）后壁边缘压缩骨折>5mm。

（2）髋臼骨折移位 2~4mm。

（3）后壁骨折范围>1/2。

（4）有可能发生畸形愈合后果的多处骨折。

（5）合并同侧股骨骨折或膝关节损伤。

（6）复合性损伤，不适宜长时间卧床。

3. 禁忌证

（1）全身情况不稳定。

（2）有明显骨质疏松症。

（3）骨折粉碎程度无法达到复位及固定目的。

（4）超过手术时机。

4. 手术时机

髋臼骨折除开放性损伤或股骨头脱位不能手法复位外，可不作急诊手术处理。

临床对比研究显示，内固定手术在 2 周内完成的髋臼骨折，其治疗效果优良率>80%；时间超过 3 周，可增加手术显露、复位及内固定难度，影响术后效果。因此，多数学者认为，最佳手术时机为伤后 1 周内。

5. 手术入路

根据骨折类型，选择合适的手术入路。如因手术入路不当，则难以对骨折进行满意的复位和固定。常用的主要手术入路有 Kocher-Langenbeck 入路、髂腹股沟入路及延长的髂股入路等。

（1）前壁骨折、前柱骨折、前壁或前柱合并后半横骨折：选择前侧髂腹股沟入路。

（2）后柱骨折、后壁骨折、后柱合并后壁骨折：选择后方的 Kocher-Langenbeck 入路。

（3）横骨折：选用 Kocher-Langenbeck 入路，如前方骨折移位明显，可采用前侧髂腹沟入路。

（4）后壁合并横骨折：选用 Kocher-Langenbeck 入路，如果前方骨折移位明显，可采用前、后联合入路。

（5）“T”形骨折：采用 Kocher-Langenbeck 入路。

（6）双柱骨折：采用前侧髂腹股沟入路。

6. 手术显露

（1）Kocher-Langenbeck 入路：取卧位或侧俯卧位，切口起于髂后上棘或其下外 4~5cm，沿臀大肌纤维走行，再经大粗隆外侧垂直向下延长 15~20cm。沿臀大肌纤维方向切开臀筋膜，沿股骨方向切开阔筋膜，顺切口分开臀大肌，于转子间窝处将外旋肌群附着点切断。由此，可显露后柱自坐骨切迹至坐骨上缘以及髋臼顶的后部，术中注意保护坐骨神经及臀上神经。可沿髋臼缘切开关节囊以暴露关节内，对于后壁的骨折块要尽可能少剥离，附着在骨块上的关节囊不能切断。

（2）髂腹股沟入路：取仰卧位，切口起自前 2/3 髂嵴，沿髂嵴向内下方至耻骨联合上方 2 横指处切开，自髂嵴切开并剥离腹肌和髂肌的附着点，显露髂窝直至骶髂关节和骨盆上缘。于髂前上棘处沿切口切开腹外斜肌腱膜及腹直肌鞘直至腹股沟处环上方 2cm 处，打开腹股沟管并用皮片对精索或圆韧带加以牵引保护。确认腹内斜肌及腹直肌在腹股沟韧带的附着点，并用第 2 根皮片对髂腰肌、股神经和股外侧皮神经等加以牵引保护，在股血管内侧切开腹内斜肌和腹横肌的联合腱，进入耻骨后间隙，用第 3 根皮片牵引保护血管和淋巴管。必要时可将腹直肌肌腱在耻骨附着部切断以扩大显露。由此可显露整个髂骨翼的内侧面、前柱和耻骨联合，并可有限地显露后柱。通过对皮片进行不同方向的牵引，可进行不同部位的显露：最外侧可显露髂窝、前柱和骶骨外侧，而在髂腰肌和血管之间可于前壁水平显露前柱以及方形区、坐骨大切迹等；最内侧可在血管内侧显露耻骨上支，甚至耻骨联合。手术后应在耻骨后间隙和髂窝分别放置引流管。

（3）延长的髂股入路：取侧卧位，切口起自髂后上棘，沿髂嵴向前至髂前上棘沿大腿前外侧向下，止于大腿中段。切开臀筋膜并于髂骨翼外侧剥离臀肌至髂前上棘，注意勿损伤股侧皮神经，然后纵行劈开阔筋膜，显露髋关节囊及股骨大粗隆，自大粗隆外侧剥离臀小肌和臀中肌。最终将包括臀肌、阔筋膜张肌以及神经血管束等在内所有皮瓣牵向后方，在切断髋外旋肌群后即可显露整个后柱直至坐骨结节。此入路可同时暴露髋臼的 2 个柱，但对肌肉的损伤较大，关闭切口时对切断的肌腱应原位缝合。

（4）前后联合入路：后方的 Kocher-Langenbeck 入路结合前方的髂腹股沟入路。关键是选择先前入路还是后入路，应选择骨折移位程度严重的一侧作为第 1 切口，如通过第 1 切口就能将对侧的骨折复位和固定，就不需要再做第 2 个切口。

7. 术前准备

髋臼解剖复杂，骨折固定难度较大，需要专用的复位和内固定物器械。

（1）常用器械包括各种型号的复位钳、带柄的Schamz螺钉等，复位钳主要用在控制骨折块的复位。内固定材料为各种规格的重建钢板和螺钉，Schamz螺钉拧入坐骨结节可控制后柱或横骨块的旋转移位。

（2）手术过程应在“C”形臂透视下进行。

8. 复位与内固定

（1）前柱骨折。

1）入路：采用髂腹股沟入路，沿髂嵴切口向下延长至腹股沟，显露骨盆内壁与臼内壁及耻骨上支。从骨折线可观察髋关节的股骨头软骨面，将出血抽吸干净。

2）复位：在手术台上保持患肢向下、向外牵引，则有利于骨折脱位复位。将骨折复位后，如盆内壁骨折线能完全复位，常表示髋臼内面复位良好。也可将髂骨翼的骨折线撬开后重新复位，用Shantz螺钉经大粗隆固定到股骨颈内，进行侧方和纵向牵引，使脱位的股骨头回归到髋臼中心，将短重建钢板固定在前柱骨折块后方较完整部分，钢板可作为复位工具使用。

3）固定：术中摄关节正位片，明确复位情况，视前柱骨折块的长短，可以用螺丝钉向耻骨支及髂骨固定，也可用钢板将骨折固定于髂骨及耻骨支。

4）术后处理：继续牵引患肢2周，然后练习髋关节活动。

（2）后柱骨折。

1）入路：取俯卧位，从髋后入路，显露坐骨支、髋臼后壁及髂骨后面。

2）复位：使用骨盆复位钳，在骨折块之间根据需要进行撑开或加压，也可纠正骨折端的前后移位。用带有“T”形手柄的Shantz螺丝钉固定于后柱坐骨或骨折块上，配合从坐骨切迹处插入手指的感觉，纠正骨折端的旋转移位。

3）固定：骨折得到复位后，以钢板固定髂骨与坐骨支。注意勿使螺丝钉进入髋臼内。

4）术后处理：同“前柱骨折”。

（3）前柱及后柱骨折。

1）入路：通常需要采取髂腹股沟和延伸髂股入路手术切口，才能达到显露髋臼上方髂骨的目的。是否需要采用两个手术切口，应根据显露需要确定。在双柱骨折中，如是后柱单纯骨折，同侧骶髂关节末受累，可选用髂腹股沟入路。如有骶髂关节受累，则应采用延伸髂股入路，才能满足显露、复位和骶髂关节固定的需要。

2）复位：由于髋臼相对完整的髂骨翼向内侧移位，髋臼窝可夹在完整髂骨翼的后内侧，造成复位有一定难度。凡伴有前壁或后壁骨折或粉碎者，需切开相应的关节囊及髋臼附丽部分，以便观察髋臼内及臼壁复位情况。前壁骨折时，需同时显露髋关节前面。

3）固定：钢板固定时，均需将钢板弯成适合于臼前后缘或前柱或后柱的外形，以扩大接触面，增强固定效果。

（4）横骨折。

1）入路：可根据横行骨折线与髋臼顶的关系，决定采用相应的手术入路。因不易观察到对侧复位情况，故应选择移位程度较为明显一侧作为手术入路，一般采用后方的 Kocher-Langenbeck 入路。如合并有广泛的后壁粉碎骨折，范围超过一半或骨折有明显移位，必要时需辅助使用延长的髂股入路。

2）复位：近髋臼顶及髋臼下方的横骨折，显露骨折后，先估计螺丝钉的适当位置，分别用 4.5mm 螺丝钉及骨盆复位钳固定两骨块，使用复位钳撑开清理骨折端，通过推动固定在骨折块上的螺钉和复位钳进行复位，将 Shantz 螺丝钉拧紧固定在坐骨结节或坐骨结节近端。为了减少占据空间，也可用克氏针作为复位后临时固定。

3）固定：复位后以钢板固定。由于后柱较粗大，安置内固定比较稳固。

（5）臼顶粉碎骨折。

1）入路：髋臼顶负重区的压陷或粉碎骨折，可选用延伸髂股入路，以便较好地显露髋臼顶的前、后方，也可采用大粗隆截骨入路。

2）复位：用点式复位钳的一侧放在前柱髂前下棘后方，另一侧放在骨盆边缘髂耻隆起远侧，通过加压闭合前方的骨折间隙，观察髋臼前方骨折线可了解复位效果。髋臼后方的骨折，可使用第 2 把点式复位钳，穿过后柱、横跨骨折线进行复位。

3）固定：髋臼前方关节面平整，骨折前部得到复位后，可在髋臼缘上方 2cm、前柱外缘的后斜面，向耻骨结节方向，由后向前用一枚长螺丝钉固定。骨折后部的固定方法同后柱骨折，一般使用预弯的重建钢板固定。

4）术后处理：患肢牵引 2～3 周，去除牵引后开始活动髋关节，必须待骨折完全愈合后才能负重。

（6）“T”形骨折：处理难度较大的一种类型。

1）入路：采用延伸髂股入路或大粗隆截骨入路，能充分显露前方关节面、髋臼前壁及髂耻隆起。

2）复位：使用点式复位钳对前柱骨折进行复位。

3）固定：在“T”形骨折的远端，将螺丝钉从前柱骨折的后部拧入到关节面的横行骨折线上，固定骨折。如前方的骨折线较低，螺丝钉可能穿过髋臼，必须防止螺丝钉尾碰触到股骨头。

4）术后处理：术后常规负压引流 24～72 小时。如果复位和固定牢靠，一般不需牵引。尽早开始髋关节功能锻炼，可使用 CPM 连续性被动运动。注意预防深静脉血栓形成及肺栓塞，可常规口服拜瑞妥。定期复查 X 线片，应根据骨折程度、内固定及愈合情况确定开始负重时间，一般 8 周后才能逐步完全负重。

第五章

下肢损伤

第一节　股骨粗隆下骨折

一、概述

股骨粗隆下骨折定义不统一，大多数作者将这一骨折定义为发生在小粗隆上缘至股骨狭窄部之间的骨折。骨折线有时为近端延续至大粗隆，远端延伸至股骨上1/3的狭窄部以下。股骨粗隆下是一个高机械应力集中的区域，此区域由骨皮质组成，加以骨折时大多属于粉碎骨折，所以骨折愈合慢，易造成骨折不愈合。非手术治疗的并发症较高，多推荐手术治疗。随着对骨折生物力学认识的加深及内固定材料的改进，骨折的治疗已经有了明显提高。股骨粗隆下骨折占所有髋部骨折的10%～34%。Boyd和Griffin回顾了300例髋部骨折，发现粗隆下骨折占27.6%。回顾性研究粗隆下骨折，表明其年龄分布为：Velasco和Comfort发现63%的粗隆下骨折发生在51～70岁，24%发生在17～50岁；Waddell发现33%的粗隆下骨折发生在20～49岁，7%发生在50～100岁；Michelson则指出，50岁以上的髋部骨折14%属粗隆下骨折。

（一）致伤机制

低能量引起的骨折通常是螺旋骨折，骨折端粉碎少见。这些骨折通常发生在髓腔宽、皮质薄的骨质疏松部位。高能量损伤可导致粗隆下骨折股骨近端粉碎，即使是闭合损伤也可能有潜在软组织严重损伤和骨折块血供破坏。另外枪伤也可引起股骨粗隆下骨折。除外贯穿伤，多数粗隆下骨折是直接外力作用于大腿近端（比如在交通事故高处坠落造成的侧方的压力）或由粗隆下区域超负荷轴向应力引起。低能量创伤常导致横断、短斜或螺旋骨折。与股骨干骨折一样，组织内出血会比较严重，应当对出血性或筋膜间室综合征等并发症引起足够的警惕。

粗隆下骨折造成了肢体的短缩及股骨头和颈的内翻移位，造成功能性的髋关节外展肌群力量减弱。如果不进行矫正，由于外展肌收缩长度变短会造成严重的跛行。

在低能量损伤中挫伤和擦伤最常见，严重的合并损伤并不多见。头颅和脊椎损伤必须考虑到。经常服用精神类药物的老年患者可能会损害他们意识到头颅及脊椎损伤的能力。如果粗隆下骨折是由高能量损伤引起的，必须像所有多发损伤的患者一样进行全面系统的检查。Bergman 等的研究显示，31 个患者中有 16 个合并有长骨、骨盆、脊柱或内脏的损伤。粗隆下骨折还常常合并同侧的胫骨或髌骨的骨折，它们引起的膝踝关节功能障碍合并髋关节功能损失，会严重影响患者的活动能力。

（二）分型

1. Boyd 和 Griffin 分型

他们最初把股骨粗隆下骨折包含在股骨粗隆周围骨折中（Ⅲ、Ⅳ型），指出术后不满意率较高（图 5-1）。他们建议对复杂的粗隆下骨折进行两平面固定。

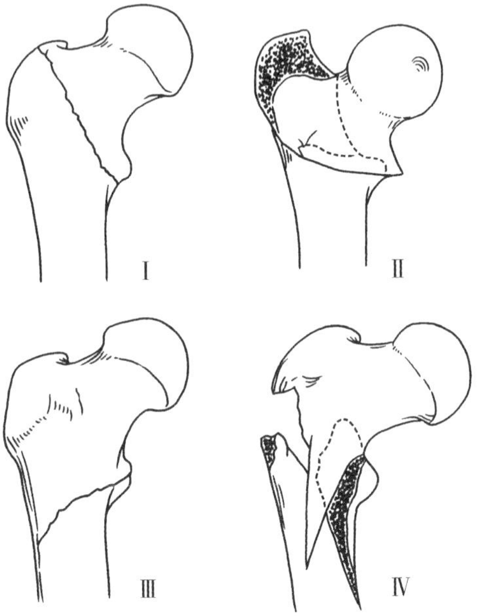

图 5-1　Boyd 和 Griffin 对股骨粗隆周围骨折的分型

2. Fielding 分型

其将股骨粗隆下骨折分为三型，Fielding 分类适合于横断骨折、粉碎和斜行骨折及多个节段，根据骨折的主要部分进行分类，高位粗隆下骨折比低位粗隆下骨折愈合好（图 5-2）。

Ⅰ型：小粗隆水平骨折。

Ⅱ型：在小粗隆下 2.5~5cm。

Ⅲ型：在小粗隆下 5~7cm。

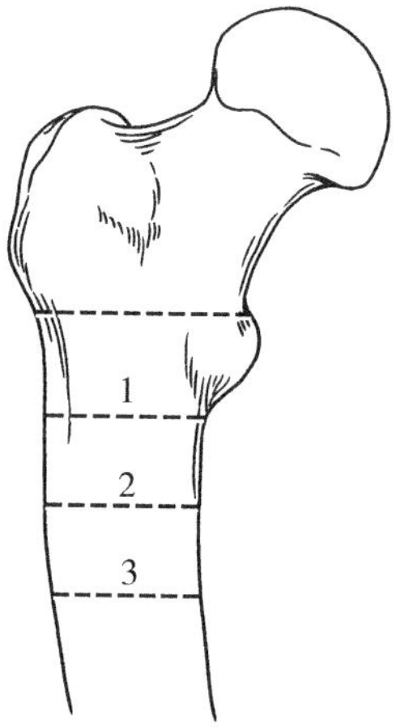

图 5-2　Fielding 对股骨粗隆下骨折的分型

3. AO 组织分型

其建议分为三型：简单横断和斜行；骨折主要包括内侧或外侧、蝶形块，骨折明显粉碎三部分。但这种分类未包括波及股骨粗隆部的骨折线。

4. Scinsheimer 分型

1978 年，Scinsheimer 提出了相对更为复杂的分型，Scinsheimer 分型的特点明确了内侧缺损后则稳定性差，这些骨折的内固定失败率更高。

Ⅰ型：无移位骨折或小于 2mm 的移位。

Ⅱ型：两部分骨折，分为三个亚型。

ⅡA：横断骨折。

ⅡB：螺旋骨折小粗隆在骨折近端。

ⅡC：螺旋骨折小粗隆在骨折远端。

Ⅲ型：三部分骨折，分为两个亚型。

ⅢA：内侧蝶形块为第三部分。

ⅢB：外侧蝶形块为第三部分。

Ⅳ型：双侧皮质粉碎。

Ⅴ型：粗隆下—粗隆间骨折，双侧皮质粉碎涉及粗隆部位。

5. Russell 和 Taylor 分型

他们将股骨粗隆下骨折分成两大类，每一类又分成两个亚型。

Ⅰ型：不涉及梨状窝。

ⅠA：骨折自粗隆下至峡部，此区域有可能属骨折粉碎，包括双侧粉碎。

ⅠB：骨折线涉及小粗隆至峡部。因为小粗隆不完整，骨折近端缺乏稳定性，普通带锁髓内针不能提供有效的皮质固定，需要进行固定股骨头的髓内针技术。

Ⅱ型：骨折涉及大粗隆和梨状窝，在髋侧位可以明确，涉及大粗隆使闭合带锁髓内针技术变得复杂。

ⅡA：自小粗隆至峡部和梨状窝，但小粗隆没有粉碎和主要的骨折块。

ⅡB：骨折延伸至大粗隆，有明显的股骨内侧皮质粉碎和小粗隆失去连续性。

1988 年，Johnson 指出了骨折部位的重要性，特别是股骨大粗隆区域、小粗隆区域和小粗隆以下。他建议对涉及小粗隆和小粗隆以下的骨折采用髓内针固定，如果近端骨折线延伸至大粗隆则用 DHS 进行固定。

（三）临床表现与诊断

1. 病史

根据病史可以判断骨折是低能量损伤还是高能量损伤所致。患者叙述轻微创伤和无外伤史，应高度怀疑病理性骨折的可能。多数患者主诉患肢不能负重，伤后疼痛明显。

2. 体格检查

可发现肢体短缩和肿胀，骨折后足部呈内旋或外旋畸形。患者不能主动屈髋或活动髋关节，有时可以触摸到骨折近端。除穿通伤外，合并的神经血管损伤并不常见，但应常规检查神经、血管状况。股骨粗隆下骨折与股骨干骨折一样软组织出血明显，应注意发现低血容量性休克和骨筋膜室综合征。

3. 影像学

X 线片诊断应包括膝关节和髋关节的股骨全长正侧位与骨盆正位，骨盆和膝关节 X 线片可除外合并损伤。侧位 X 线片可以诊断骨折线延伸至大粗隆和梨状窝。由于治疗方法的选择不同，应注意髓腔的内外直径，注意患肢伤前是否存在畸形和内固定物、健侧股骨干的弧度和颈干角。股骨粗隆下骨折很少合并坐骨神经损伤，如果患者存在神经损伤，应进行进一步检查以明确是否合并腰椎和腰骶丛的损伤。如果是穿通伤，Doppler 测量足背动脉压力小于腕的 90%，则建议进行血管造影检查。如果骨折严重粉碎，应在术中透视测量正常股骨的长度，并用牵引和牵开器恢复患肢长度。

（四）鉴别诊断

股骨粗隆下骨折的鉴别诊断主要是区分创伤和病理性骨折，如果患者伤前有疼痛、跛行或转移性疾病病史，医师应该考虑在手术中行股骨近端活检。

（五）治疗

股骨粗隆下骨折治疗的目的是恢复股骨长度及旋转对线，矫正向外成角，恢复外展肌的张力。一般说牵引的非手术治疗必须严格掌握适应证，仅限于患者的全身状况不允许手术或患者的骨质疏松，不能进行安全固定的患者。现在治疗粗隆下骨折的内固定物有 DHS、DCS、普通带锁髓内针和重建髓内针。粗隆下骨折内固定选择：依据骨折部位，内侧结构粉碎程度，各种内固定材料生物力学特点及手术损伤、出血情况决定。以髓内固定优先使用，慎重使用钉-板系统。ⅠA 型骨折，粗隆完整，通常用闭合带锁髓内针治疗最有效；ⅠB 型骨折，小粗隆有骨折，可用重建髓内针固定。对于长的斜行或螺旋形骨折，在闭合复位骨折的过程中，往往复位不满意，影响内固定的稳定或导致畸形，建议进行有限切开复位，然后再用带锁髓内针固定，不需要常规进行植骨。对于ⅡA 型和ⅡB 型骨折，大粗隆包括梨状窝粉碎，动力髋部螺丝钉（DHS）的固定作用是可靠的。对于髓内针技术熟练的医师也可用重建髓内针进行固定，仍然可以达到满意的复位和稳定的固定。

二、非手术骨牵引方法

必须用牵引治疗的粗隆下骨折推荐采用 Delee 的方法。尽可能采取股骨髁上骨牵引，防止牵拉膝关节，但胫骨结节牵引也可以应用。肢体悬浮，双侧膝和髋屈曲 90°，小腿和足部用短腿石膏固定，踝处于中立位。对成年患者，开始牵引重量为 13～18kg，牵引后拍 X 线片并适当调整牵引重量，直到正侧位复位满意为止可以接受的畸形是内翻或外翻成角小于 5°，正侧位骨折对位不小于 25%，短缩小于 1cm。3～4 周后，当患者症状减轻，膝关节逐渐放低到轻度屈曲的位置，必要时患肢外展防止内翻。当达到临床塑形，并恢复了某种程度的力学连续性（旋转大腿远端时股骨大粗隆也发生旋转）和 X 线片显示有骨痂形成时，可用骨盆带和近端四边模型石膏支具保护，患者下床不负重行走，每周复查 X 线片，如果复位丢失，需要重新进行牵引或石膏固定。

三、手术治疗

（一）滑动性髋螺钉（DHS）

1. 术前准备

因为髋部螺丝钉手术时间延长导致出血增加。必须进行详细的术前计划，包括测量头和股骨颈的角度及选择髋部螺丝钉和侧板的长度。固定主要骨折块的拉力螺丝钉的安放位置要事先设计好，防止螺丝钉影响侧板的安放。

2. 手术方法

手术在全麻或硬膜外麻醉下进行，患者取仰卧位，放置于骨科牵引手术床，预备髂骨必要时进行取骨植骨。将足部固定在牵引床上时防止内旋十分重要。可以用 C 形臂 X 线机判断股骨头的位置并比较下肢的旋转。在完成固定前通常需要调整牵引床来复位股骨近端。应用髋外侧直切口，切开外阔肌筋膜，从肌间隔分离向前拉而不用劈开股外侧肌，分离结扎穿动脉的分支。这些血管通常不能电凝止血，因为它们容易回缩到肌肉发生再出血，并且出血很难控制。检查股骨粗线的对位以判断骨折的旋转。在股骨粗隆下骨折手术中推荐使用 AO 牵开器进行间接复位，这样可以避免进行内侧剥离以利于保护骨折块的血供。股骨牵开器通常安装在切口的前方，近端 Schanz 钉打入大粗隆，远端打入股骨干，骨折可以通过牵开器一步步地逐渐牵开。

复位后用克氏针临时固定，按照标准方法插入髋部加压螺钉。选择的钢板长度要保证远骨折远端至少有 4 枚螺丝钉透过两层皮质。拉力螺钉可以通过钢板固定，但是避免近端骨折块与钢板固定更可取，因为这样可以避免影响加压螺钉抽搐样活动与骨折块间的加压。使用髋部加压螺钉装置是必需的，这样就可以防止拉力螺钉在轴向上的旋转。如果需要切开分离内侧，就应该进行自体髂骨移植。内固定的大多数问题可以通过术中良好的影像学监护来解决。

3. 术后处理和康复

手术后当天患者就可以坐在椅子上，在股四头肌肌力恢复后可以开始使用助行器或拐杖点地接触样部分负重行走。对老年患者，一般不需要常规取出内固定。对年轻患者，包括参加竞技体育活动或重体力劳动者，通常在手术 2 年后取出内固定，提醒患者取出内固定 6 周内使用拐杖并在可忍受的程度负重行走，3 个月内避免接触性体育运动。

（二）重建髓内针技术

1. 术前准备

术前拍摄未受伤侧的股骨 X 线片，用来估计髓针的直径，扩髓的程度及最终髓内针的长度。除了急诊手术患者，在打入髓针前需要通过牵引恢复肢体长度。如果一般情况允许，股骨粗隆下骨折需要立即固定。

第2代髓内针即重建髓内针主要是为复杂股骨骨折的解剖和生物力学的需要而设计的，包括粗隆下骨折、可能发生病理性骨折之股骨近端骨折和股骨干骨折合并股骨颈骨折，髓内针设计有一枚或多枚螺丝钉安置在股骨颈中。RussellTalor 重建髓内针是第2代髓内针的代表。近端滑动螺丝钉消除了旋转和剪切力量，提供对股骨颈和股骨头的把持。在插入髓内针时其闭合切面的设计减少了骨折端的扭转剪切和旋转。小直径的重建髓内针增加壁厚以相应增加了它的折弯强度。所有重建髓内针近端 8cm 的范围直径增粗，从而增加了近端拉力钉的固定强度，两个部分螺纹的自攻螺丝钉的直径则分别是 8mm 和 6.4mm。螺丝钉可在髓内针内滑动以适应粗隆周围或股骨颈骨折手术后的稳定。

2. 手术方法

（1）体位：为成功插入重建髓内针，在标准髓内针手术技术上有多个重要方面的改进。患者的体位必须取仰卧位以允许对股骨颈和股骨头进行正、侧位透视。患侧腿在牵引床上内收并轻度屈曲，而对侧腿外展和伸直或屈曲和外旋，以便不阻挡 C 形臂 X 线机的移动。

（2）固定方法。

1）使用弯开孔器或空心扩髓钻并放置在大粗隆窝进行开孔。高位粗隆下骨折受到肌肉的牵拉可使骨折近端外展，用骨钩或空心的对位器放置在大粗隆尖部用于内收骨折近端，避免髓内针内翻位进入骨折端。如果重建髓内针用于治疗股骨干骨折合并同侧股骨颈骨折，在进行扩髓和髓内针操作前应复位并临时固定股骨颈骨折。

2）插入带头的导针后，应精确测量和计算所用髓内针的长度。应将髓腔扩髓至比所选髓内针直径大于 1mm，股骨近端 8cm 的范围应扩髓至 15mm，以便顺利插入重建髓内针增大的部分。

3）调整髓内针插入适当的深度以允许近端2枚螺丝钉安放在股骨头颈中。决定深度的方法是把套筒插入近端钻导向器中，通过透视套筒的位置以确定螺丝钉最后位置的方向。髓内针插入最下方，螺丝钉位置处于股骨颈内侧皮质上方的水平。近端锁钉孔有 8°的前倾以匹配正常股骨颈的前倾角，但股骨近端经常向后沉，须外旋导向器低于水平面放置并安放在股骨颈的后侧，进行 C 形臂 X 线机斜位透视可以帮助判断导钻的精确旋转。

4）使用多个套筒并用 3.2mm 的螺纹导针在最远端孔钻入股骨头软骨下 5mm，如果正位和斜位显示导针的位置有问题，应拔出导针并适当调整髓内针在股骨的位置，侧位应当在股骨头的中央安置螺丝钉。沿着导针进行钻孔攻丝后再拧入螺丝钉，对年轻患者特别强调攻丝的重要性。然后再进行常规远端锁钉。

5）根据骨折类型、骨的质量以及近端螺丝钉的把持力决定手术后负重的时间和程度，通常没必要进行重建髓内针的静力锁定动力化。

3. 术后处理与康复

术后康复计划取决于手术所达到的骨折稳定性，一是内固定的强度，二是骨骼的质量，特别是股骨内侧骨皮质的质量。由于肌肉收缩的力量同触地负重力量一样，建议患者术后扶拐触地负重行走，一般在手术后不进行制动。若无合并其他损伤，用重建髓内针固定的患者术后第 1 天即可扶拐行走，如骨折端粉碎则负重 10~15kg，如骨与骨接触好、骨骼质量好，则患者可在能够忍受的重量下扶拐负重。在术后前几天进行关节活动和直腿抬高。患者无发热和伤口渗出的情况以及能在病房扶拐行走则可以出院，4 周复查 X 线片，4~8 周有骨痂形成时可以逐渐增加负重，在患者患肢能够完全负重 60 秒后再弃拐行走，建议进行对抗性训练，如游泳和骑静止自行车活动。在 X 线片上发现骨痂成熟后可以考虑取出内固定物，取出内固定物术后也应扶拐。恢复至术前步态时弃拐、取出内固定 3 个月后才能参加体育活动。

多数患者 6~8 周能扶拐行走参加社会活动，8~16 周可骑摩托，伤后 3~5 个月可完全负重，患者功能恢复达到以前状态。单纯新鲜股骨粗隆下骨折用重建髓内针治疗，其愈合率可达 95%~100%。如果患者伤后 6 个月不能完全负重，应考虑发生骨折不愈合的可能性，可在 9~12 个月进行扩髓并更换髓内针和进行髂骨植骨。

四、特殊情况处理

（一）开放性粗隆下骨折

1. 一般治疗原则

开放性粗隆下骨折少见，几乎都是穿通伤和高能量损伤如车祸或坠落伤所致。开放性骨折的一般治疗原则也适用于粗隆下骨折：急诊清创、稳定骨折和预防感染，用适当的固定达到骨折适当的稳定。Johnson 推荐清创后急诊或术后 10~21 天伤口闭合后再用髓内针进行固定。现在对开放粗隆下骨折（Ⅰ~Ⅲ型）可在清创后急诊行内固定，然后应用抗生素。

2. ⅢB、ⅢC 型骨折

当近端骨折块是够能进行插针、合并血管损伤需修复、在清创不能变成清洁伤口时可用外固定架固定，术后 7~14 天伤口稳定后再更换为髓内针固定。随着小直径重建髓内针的出现，不扩髓髓内针可用于治疗开放性粗隆下骨折。不扩髓带锁髓内针治疗粗隆下骨折是否有益尚无定论。

（二）多发性损伤

现在已经有大量的文献证明对于多发损伤患者长骨损伤需要尽快（在24天内）固定。多发损伤患者的粗隆下骨折当然也是需要尽快固定以便能够早期活动避免牵引综合征发生。因为这些患者容易发生肺功能衰竭及败血症，所以不管是用内固定还是外固定的方法，应尽最大努力获得骨折的稳定。如果在同侧肢体有其他损伤，应该首先稳定会限制患者活动的骨折。如果术中患者状况恶化，手术不能继续进行，就只能选择闭合的方法直到病情稳定能进行手术时再进行固定。

（三）植骨指征

从20世纪60年代开始，许多研究者建议对股骨粗隆下骨折采取自体骨植骨，特别是对内固定失效的治疗。1964年，Stewart对股骨粗隆下骨折的年轻患者一期进行髂骨植骨。现在自体植骨的指征是进行切开复位并合并明显的内侧粉碎，采取闭合复位则由于没破坏内侧骨折块的血供，不需要常规进行植骨。

五、并发症

股骨粗隆下骨折的全身并发症包括肺炎、泌尿系感染、压疮和心血管并发症；局部并发症包括内固定物失效、不愈合、畸形愈合和感染。

（一）内固定失效

内固定失效常表现为患肢逐渐出现畸形和短缩，患肢无力不能负重，如增加负重力量则患者感觉骨折部位疼痛。DHS侧板断裂常见于骨折内侧缺损的患者。内固定失效是骨折不愈合的一个表现，要想保证不愈合骨折端的力学稳定性，早期复查（术后3个月）如发现内侧结构有缺损和骨吸收，应当采取积极的措施。可进行切开并在内侧进行自体髂骨植骨，以促进骨折愈合，这是预防钢板失效的有效方法。DHS螺丝钉切割股骨头的失效常见于骨质疏松的患者。DHS内固定失效后的治疗方法通常是切开复位，再用带锁髓内针固定并另加自体髂骨植骨。

钢板内固定失效的常见原因与选择内固定不合适有关，所用内固定缺乏足够的强度以抵抗骨折端所受到的应力。治疗方法是更换合适的内固定加自体髂骨植骨。闭合复位带锁髓内针固定，髓内针断裂少见，断裂部位通常发生在近端锁钉孔，失效与骨折复位不满意、患者早期负重和患者体重较大有密切的关系。髓内针失效也可由于没有静力锁定或未评估梨状窝入点粉碎所引起。髓内针失效的治疗方法是切开并更换合适的髓内针加自体髂骨植骨。

（二）骨折端不愈合

粗隆下骨折预计在3~6个月愈合，如患者术后6个月后不能完全负重，股骨近端疼痛、发热或患肢负重疼痛，临床应怀疑骨折不愈合，进行 X 线片检查可以证实。同时应检查血沉、白细胞计数和分类以及 C 反应蛋白，以除外骨折不愈合合并感染。骨折不愈合的原因是内固定失效及断裂，发生内固定断裂及失效有以下 3 种情况。

1. 近端锁钉误锁

特别在股骨后外侧骨折，骨折近端向前移位，近端锁钉就会从股骨颈后侧折线间进入股骨头内，应当避免这种锁定。近端锁钉的正确安置需要在透视观察下锁钉在股骨头的位置，正位近端锁钉应位于股骨头中下 1/3，侧位位于中心。当股骨头锁定时，如果在正侧位的两枚螺丝钉不平行，必定有一枚锁钉误锁，应仔细检查，进行纠正。

2. 髓针动力化不适时

静止锁定可以防止肢体旋转和短缩，如在骨折未愈合的情况下去除远端锁钉，尤其在骨质疏松者，必然增加近端锁钉应力，致近端锁钉断裂，导致骨折不愈合。所以在骨折未愈合前不主张动力化，可以在骨折愈合后取髓内针前取出远端锁钉，以改善骨痂质量。

3. 髓内针断裂

髓内针断裂多发生于近端锁孔处和骨折线处，原因是骨折未愈合前没有定期复查，患者早期完全负重引起，骨折不愈合治疗应该重新做内固定及植骨术。骨折不愈合常存在于骨干部位。对骨折不愈合或迟延愈合应积极治疗，进行牢固内固定，并在骨折端进行自体髂骨植骨。如髓内针失效，可取出髓内针进行扩髓并更换大直径的髓内针，这样可得到较高的成功率。最好采用静力带锁髓内针治疗，对粗隆下骨折不愈合的患者不建议选择动力锁定，更不提倡在静力锁定后动力化以治疗骨折不愈合或延迟愈合。

（三）畸形愈合

畸形愈合的患者主诉跛行、肢体短缩和旋转畸形。将患肢同对侧肢体进行比较，则容易诊断畸形愈合。畸形愈合与骨折复位 3 方面相关：①必须恢复颈干角，否则患者由于外展肌力弱有臀中肌步态，如属钢板固定的骨折，可进行外翻截骨和植骨治疗。如所用髓内针入点在大粗隆外侧可引起内翻畸形，但这种畸形一般小于 10°，患者可接受，不需要再手术。②肢体短缩是一复杂问题，可能由于骨折严重粉碎用动力髓内针而不是用静力带锁髓内针的结果。由于肢体延长存在许多并发症，故以预防为主。术中和术前应密切注意肢体的长度。偶尔骨折牵引过度可导致肢体延长。③旋转畸形可以发生于钢板和髓内针固定，X 线片检查和股骨粗线对位可帮助避免发生这种并发症，在髓内针固定后有必要比较两侧肢体的长度和内外旋范围，这样可以早期矫正畸形。晚期旋转畸形明显者，应根据患者的主诉以决定是否采取手术治疗，手术治疗可进行截骨并采用静力髓内针固定。

（四）伤口感染

感染可表现为在术后 4~10 天患者持续疼痛，临床检查有炎症的表现，进行手术部位穿刺可以证实感染。骨扫描对急性感染无帮助。晚期感染常发生于骨折不愈合的患者。诊断为骨折不愈合的患者进行再次手术前，推荐进行活检及厌氧和有氧培养。骨扫描对感染性不愈合有一定帮助。闭合髓内针之感染率明显降低，抗生素的应用能够降低手术后的感染。

术后发生急性感染应立即进行手术扩创引流，关闭伤口进行灌洗，闭合伤口时放置抗生素链。如果内固定稳定，内固定应保留至骨折愈合；如内固定不稳定，在治疗感染的过程中应取出内固定并进行牵引或使用外固定架固定，延期进行植骨以获得骨折愈合。在感染难以治疗的情况下，有必要应用 6 周的抗生素治疗。

（五）功能丧失

功能的丧失总是继发于膝或髋关节的并发症，异位骨化是最常见的影像学表现，但是很少会引起症状。髌骨的合并损伤，膝关节周围的骨折，以及软组织损伤可以导致粗隆下骨折早期功能的丧失。粗隆下骨折合并神经损伤很少见，但是在进行髓内针治疗前应该仔细检查。术后观察到的坐骨及闭孔神经损伤通常是由于复位时的过度牵引或筋膜室综合征引起的；这些损伤通常不能随着时间恢复，会导致严重的残疾。

第二节　股骨远端及髁部骨折

一、概述

股骨远端骨折是指股骨远端 15cm 以内的骨折，包括股骨髁上、股骨髁及股骨髁间骨折。股骨远端骨折占整个股骨骨折的 4%~6%，或约为全身骨折的 0.4%。此种骨折有两个年龄特征：年轻人群组，特别是参与高动能活动的人群，这些骨折通常是开放性、粉碎性骨折，其受伤机制是外力直接作用处于屈曲状态的膝关节，损伤原因多数是车祸和工伤，大多数患者年龄低于 35 岁而且主要是男性；中老年患者组，特别是中老年妇女，其受伤特点是低动能损伤且多患骨质疏松，多发生在 50 岁以上的中老年妇女。有 1/3 年轻患者可为多发性创伤，且近一半关节内严重骨折者为开放性损伤。由于股骨远端的解剖特点（股骨髁后方腓肠肌起点，交叉韧带位于髁间窝，血管、神经靠近股骨远端后内侧等)，股骨远端骨折伴血管损伤者约 3%，神经损伤约 1%，伴半月板损伤、骨软骨骨折者为 8%~12%。

股骨髁解剖上的薄弱点在髁间窝，髌骨如同楔子嵌于该处，暴力自前方通过髌骨传导至髁间窝，容易造成股骨髁劈裂。股骨髁上部骨质为骨皮质移行为蜂窝状骨松质处，是骨折的好发部位。

二、损伤机制

1. 直接暴力

作用于股骨远端的暴力，经髌骨传导并转变为楔形力，造成股骨单髁或双髁骨折。水平方向的暴力作用于股骨髁上时，常造成股骨髁上骨折。直接内外翻暴力造成股骨髁骨折较少见。在 MRI 检查中可见有髁软骨及骨挫伤的影像改变。

2. 间接暴力

多为坠落致伤。伸膝位时暴力自胫骨与股骨之间传达，可产生股骨或胫骨单髁或双髁骨折，同时伴有足踝部及胫腓干骨折。屈膝时膝关节前方受到冲击暴力，向上传导，于髁上部位骨皮质与骨松质交界处发生骨折。外翻应力可产生股骨外髁的斜形骨折，有时产生股骨内上髁撕脱骨折、内侧副韧带撕裂或胫骨外侧平台骨折。内翻应力可造成股骨内髁斜形骨折，如果发生胫骨平台骨折，则由于胫骨平台内髁的抵抗力较强，骨折线先出现在胫骨棘外侧，经过骨干与干骺端的薄弱区再转至内侧。

三、临床表现

有明确的外伤史，伤后膝部肿胀、畸形及疼痛，关节活动受限，可触及反常活动。X 线片可明确骨折类型。查体时应注意肢体血供，是否存在血管神经损伤。CT 对于累及股骨髁部关节面的骨折显得非常重要，CT 扫描能进一步明确损伤程度，便于医生术前制定手术方案，选择更适宜的内固定方式。MRI 可协助诊断关节韧带及半月板损伤、关节软骨骨折、挫伤，便于术前明确诊断。

四、骨折分类（图 5-3）

A 型：关节外骨折。

A1：简单骨折。

A2：干骺端楔形骨折。

A3：干骺端复杂骨折。

B 型：单髁骨折，部分累及关节。

B1：外髁矢状面骨折。

B2：内髁矢状面骨折。

B3：冠状面骨折（Hoffa 骨折）。

C 型：髁间或双髁骨折，累及全关节。

C1：简单关节内骨折，干骺部骨折简单。

C2：简单关节内骨折，干骺部骨折复杂。

C3：关节面粉碎骨折。

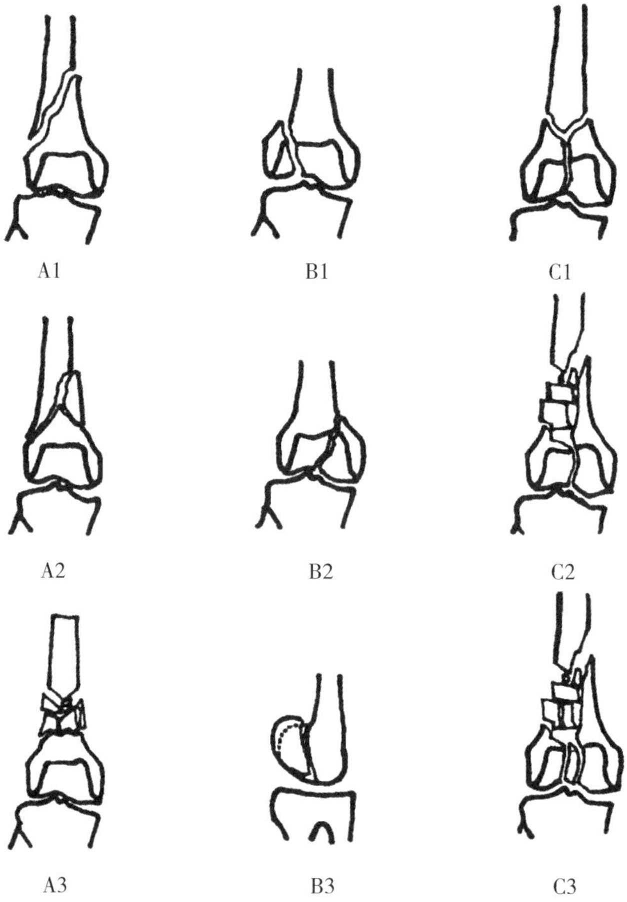

图 5-3　股骨远端骨折分类

五、治疗

由于股骨远端解剖的特殊性和人们对膝关节功能的关注，使股骨远端髁上和髁间骨折的治疗历来即为较难处理的骨折之一。这些骨折多表现为不稳定性、粉碎性，常为高能性损伤、多发伤或老年人伴有骨质疏松；骨折为膝关节内或接近关节，完全恢复膝关节活动度及其功能很难，早期治疗过程中常可见较多骨折畸形愈合、不愈合或感染的报道，在20世纪六七十年代，多数学者仍主张保守治疗，有不少报道称保守治疗的满意率高于手术治疗。随着对骨折认识程度的提高以及内固定材料和固定技术的发展与进步，股骨远端骨折的手术治疗得以长足发展。从钉板系统的改进和发展，到更符合生物力学要求的髓内固定系统，从大创伤、大切口追求解剖复位到小创伤、功能复位的微创概念的引入，股骨远端骨折的治疗方式有了广泛的选择余地。

1. 非手术治疗

单纯非手术治疗主要有牵引、手法复位后石膏或夹板固定、功能支具及中西结合治疗等，但是股骨远端骨折的复位、稳妥固定及尽早关节功能锻炼是其获得骨折愈合和良好功能的基础，然而这些传统方法大都存在以下问题：复位难，维持复位更难；固定不确实，超关节固定时间长；长期卧床，并发症发生率高。所以，非手术治疗主要考虑用于嵌插型，无移位或无明显移位的稳定型的股骨远端骨折，以及存在明显手术禁忌的老年股骨远端骨折等。其对于儿童股骨远端骨折的治疗价值明显优于成人。此外，可利用电刺激、电磁效应、超声波、体外冲击波以及功能支具部分负重等手段刺激骨折处来促进骨折愈合。

2. 手术治疗

手术指征包括开放性骨折、伴有血管神经损伤的骨折、不稳定型骨折、关节内骨折移位>2mm。随着内固定材料的不断改进和发展以及内固定技术的普及，目前股骨远端及涉及关节面骨折的内固定术已被广泛应用。虽然内固定物品种繁多，固定方式各异，但总体可分为偏心负荷型的钢（钛）板系统和均分负荷型的髓内钉系统。

（1）钢（钛）板系统：早期主要采用的有普通钢板、“T”形钢板等，固定强度差，并发症高。95°角钢板虽然安放时定位较困难，定位不良易造成膝关节内翻畸形，对C型骨折及老年骨质疏松骨折的固定强度也不够理想，但95°角板宽大的刃表面为骨折提供了很好的固定，并具有较好的抗弯和抗扭转能力，是股骨髁上、髁间骨折的良好适应证。股骨外侧髁支撑钢板则为股骨远端广泛粉碎性骨折及严重粉碎的股骨C3型骨折提供了良好的治疗手段。这种钢板硬度较低，可塑形，能与骨面较好贴附。对于内侧不稳者可加用螺丝钉固定，内侧皮质缺损才可同时植骨，以减少内翻及骨不连的发生。动力髁螺钉（DCS）由于钢板和螺丝钉是非一体的各自独立部件，安装时可在矢状面（屈–伸）平面上调整，操作技术较角板容易，也是被广泛应用于治疗股骨远端骨折的有效内固定材料之一。DCS 适用于股骨内侧髁至少有 4cm 完整内侧皮质的股骨髁上和髁间骨折，如果粉碎严重者还是选用髁支撑板为好。应用 95°角钢板、DCS 和髁支撑板等治疗股骨远端骨折，虽然增加了固定稳定性，减少了并发症，提高了治疗效果，但对于广泛粉碎性骨折及关节内严重骨折者的固定仍存在各自的缺陷，而且手术创伤大，不能很好地解决良好复位固定与减少创伤、尽量保留局部血供之间的矛盾。为了保护好骨端血供，一些学者从力学角度对钢板进行了改良，如限制接触加压钢板、桥式钢板等。同时亦有学者着重关注生物学固定的要求，主张应用间接复位的微创技术。目前临床常用于解决此类问题的锁定钢板能将螺丝钉锁定于钢板上，从而解决了钢板与螺丝钉界面运动的缺点，加强了内固定结构的稳定性。这种技术的关键不要求解剖复位，而是恢复肢体长度，纠正成角及旋转畸形。钢板与骨面不需直接接触，能最大限度地保护好血供，其骨膜外的插入也有利于减少周围软组织损伤，同时，钢板与螺钉之间的自锁结构亦为骨折提供了良好的稳定。

（2）髓内钉系统：传统的“V”形针或梅花针因固定的稳定性差、并发症多，现基本不使用。可屈性 Ender 钉和半屈曲性 Zickel 钉，不能有效地控制股骨远端骨折段的旋转、分离或重叠移位，治疗效果不理想，但对于股骨髁上稳定型骨折或不能耐受切开复位的老年患者仍有一定的应用价值。

带锁髓内钉有扩髓和不扩髓两种置钉方式，在骨折远、近端加用锁钉，使骨组织与髓内钉有效地连为一体，能有效地预防骨折端的旋转，手术创伤小，不破坏骨折端血供，且属均分负荷型固定，目前已广泛用于临床。单纯股骨髁上骨折可行顺行髓内钉固定，但由于股骨远端髓腔增大，顺行钉工作力臂长，固定的牢固性差，不建议使用。逆行交锁钉有效工作力臂短，明显提高固定力学的稳定性，对于股骨髁上骨折，髁间的 C1、C2 型骨折有较好的稳定作用。如果采用闭合复位，小切口置钉的微创操作技术，能更好地发挥逆行髓内钉的治疗优势。此外，逆行还能用于带开放切迹的全膝假体上方骨折的治疗。如果将胫骨钉用于倒打，可提高股骨髁上粉碎性骨折的稳定性，髁部的交叉锁定则增强了髁部骨折固定的可靠性。但对于股骨远端冠状面骨折，股骨髁间粉碎性骨折（C3 型），倒打钉固定往往很难奏效。对于是否扩髓仍存在一定争议，虽然扩髓有扩髓的优点，但扩髓所造成的血供破坏甚至扩髓后的碎屑可能滞留于关节内亦不能不考虑，所以，建议能不扩髓时尽量减少手术操作。

（3）外固定架系统：外固定架固定术骨外固定技术是介于手术和非手术之间的一种固定方式，目前市场上外固定产品繁多，其中以单侧单平面及半环式或环式外固定器更适合于股骨远端骨折的使用。其主要适用于因各种原因而不宜行内固定的患者。主要优点是：操作简单，创伤小；钢针分布合理者，能提供骨折端的加压、牵伸和中和力固定；病情不稳定或不能耐受手术者可于局部麻醉下穿针；通过对严重开放性骨折、感染性骨折损伤或感染部位的旷置，有利于伤口愈合和感染的控制；允许患者进行适当关节功能练习等。但是，由于外固定术后的针道感染、术后护理不便、外固定器本身笨重等而使外固定器并非广泛应用于临床。外固定架固定术的主要适应证：严重的Ⅱ、Ⅲ型开放性骨折，合并其他部分损伤无法进行其他固定的骨折，无法耐受手术甚至于麻醉的老年股骨远端骨折，严重粉碎性骨折或骨缺损需要维持肢体长度者，需要延长肢体长度者。

六、特殊的股骨远端骨折

1. 股骨冠状位单髁骨折

又称 Hoffa 骨折。此骨折在股骨外髁的发生率较内髁大 2～3 倍。在膝关节部分屈曲时，股骨后侧突起部受到胫骨平台撞击所造成，骨折线在冠状位呈垂直状态。骨折块含有股骨内髁或外髁后部突起的关节面。外髁骨折块可呈向后外旋转移位，仍可有膝前交叉韧带和腘肌腱附着。内髁骨折块可能无膝后交叉韧带附着。术前 CT 扫描很有价值，应切记，两个髁部都有累及的可能。由于骨折块累及全关节面，因此无法用钢板固定，只能通过螺钉固定。

2. 全膝关节置换术后假体周围骨折

全膝置换术后的髁上骨折较为复杂，存在许多潜在的并发症。这类骨折可能完全改变全膝假体的完整性。将此类骨折定义为全膝置换术后膝关节髁上区域 15cm 以内的骨折，其易患因素包括：手术侵及股骨远端的前侧骨皮质（即切迹），有导致骨量减少的疾病（如类风湿、使用激素等），有股骨远端缺损的全膝关节翻修等。

当遇到全膝置换术后股骨髁上骨折的患者时，医生首要的任务是评估骨-假体界面完整性，但只有在术中才能获得完全正确的评估。因此，医生必须寻找限制性更强的膝关节假体来准备翻修。对于伴有假体不稳定、关节僵硬、松动或假体损坏的患者，或严重的远端或粉碎性骨折合并股骨干骺端骨质疏松的患者，推荐使用髓内稳定假体进行翻修。若假体和髁部稳定，远端又有充足的骨量固定，可使用内固定物。

七、并发症

1. 血管神经损伤

股骨远端骨折的致伤暴力常较大，多为高处坠落伤或车祸等高动能损伤，骨折常为粉碎性，股动静脉穿出收肌管后紧贴股骨干后侧向下方人腘窝移行为腘动静脉，骨折后易被骨折端压迫或被骨折碎块刺破血管壁。对于股骨远端骨折患者应常规检查患肢足背动脉及胫后动脉、足趾感觉运动情况。

2. 膝关节韧带、半月板损伤

股骨远端骨折后疼痛干扰，临床查体很困难，容易漏诊韧带损伤，对于此种骨折，应常规行膝关节 MRI 检查以明确韧带损伤情况。

3. 延迟愈合及假关节形成

原因为内固定方法不得当或错误导致骨折端出现间隙、松动乃至内固定物折断的情况。

4. 畸形愈合

包括内外翻及前后成角。

5. 膝关节功能障碍

系感染或长期制动造成髌骨间、股骨髁与胫骨平台间及股四头肌粘连，肌纤维变性，关节囊周围粘连所致；然而在一般情况下，有效的手术治疗，允许患肢早期活动，可以防止膝关节功能障碍的发生，或将膝关节功能障碍减少到最小程度。

6. 创伤性关节炎

因骨折复位不良或骨折端轴线上偏差造成。

7. 内固定物折断

骨折愈合不良，内固定物承受不了负重时产生的应力时发生折断。因此，应注意选择符合生物学的固定方式，如髓内钉或外固定支架，并注意植骨促进骨折愈合。

8. 膝关节不稳定

由残留的韧带松弛造成，在初次手术时，损伤的韧带未予修复加上术后出现内、外翻畸形可加重韧带的松弛，导致膝关节不稳定。

第六章

脊柱畸形

第一节　胸腰椎畸形

一、半椎体

（一）概述

半椎体畸形是胚胎期间第6周体节发育不良所致。半椎体可以累及一个或数个椎体，此为椎体畸形中常见者。易单发，亦可多发。胸椎多见，腰椎亦可遇到。

（二）分型

Nasca曾将其分为以下6型：

（1）半纯剩余半椎体，即相邻的两椎节之间残存一圆形或卵圆形骨块，易与相邻的椎体融合。

（2）单纯楔形半椎体，指在正位片上椎体呈楔形状外观者。

（3）多发性半椎体，指数节连发者。

（4）多发性半椎体合并一侧融合，多见于胸椎。

（5）平衡性半椎体，即两节或多节的畸形，左右对称，以致畸形相互抵消，除躯干短缩外，并不引起明显侧弯外观。

（6）后侧半椎体，指椎体后方成骨中心发育，而中央成骨中心不发育，以致侧面观椎体成楔状畸形。

（三）临床表现

视畸形缺损的部位不同可以引起以下脊柱畸形：

（1）脊柱侧弯，因单发或多发半椎体畸形所致。

（2）脊椎后突畸形，见于后侧半椎体畸形者。

（3）脊椎侧弯旋转畸形，严重侧弯者，如果躯体上部重力不平衡，则于发育过程中可逐渐形成伴有明显旋转的侧弯畸形。胸椎的半体畸形，由于肋骨源于体节，故体节发育不良，常伴有肋骨的发育畸形和胸廓变形等体征，或是半椎体畸形。

（4）身高生长受限，以多发者影响明显。

（四）诊断

主要是依据临床症状特点和 X 线正位照片可明确诊断，但同时应对其全身状态及有关其他并发症等作全面判断。

（五）治疗

视畸形的特点与其所引起脊柱发育异常不同可采取相应的治疗措施。

（1）严重脊柱侧弯（伴或不伴旋转）畸形者应按脊柱侧弯行手术治疗，行半椎体切除和内固定。

（2）严重驼背畸形已定型，且影响基本生活者，可行截骨手术。

（3）青少年病例为避免或缓解脊柱畸形的发生与发展，可对脊柱的凸侧一到数个椎体先行植骨融合术，以中止该节段的生长。但为避免矫枉过正，开始时不宜融合过多，且需要密切观察。

（4）轻度畸形者，可辅用支具治疗，并注意姿势正确性，加强脊部肌群锻炼。

二、移行椎

（一）概述

所谓移行椎多指颈、胸、腰、骶等各段脊椎交界处相互移行成另一椎骨的形态者，或称为“过渡脊柱”。此种情况虽可见于颈、胸各段，但绝大多数病例发生在腰、骶部。

（二）移行椎的发生

正常脊柱包括 7 节颈椎、12 节胸椎、5 节腰椎、5 节骶椎和 4 节尾椎。于胚胎 4~7 周时各椎节开始分化，两侧椎弓于 4~15 岁时愈合。15 岁左右于每节椎体的上下面各出现一个骺板，并于耳状面或其下方出现一附加成骨中心。18 岁时骺板与椎体开始融合，至 30 岁时 5 节骶椎融合成一个骶骨。

在此发生过程中，某些影响发育的因素则可使其异化而发生移行体。

（三）移行椎的分型

（1）腰椎骶化，指 L_5 全部或部分转化成骶椎形态，使其构成骶骨块的一部分。临床上以 L_5 一侧或两侧横突肥大成翼状与骶骨融合成一块为多见，并多与髂骨形成假关节，而少数为 L_5 椎体（连同横突）与骶骨愈合成一块者。此种畸形较为多见。

（2）胸椎腰化，指 T_{12}失去肋骨而形成腰椎样形态。

（3）骶椎腰化，指 S_1 演变成腰椎样形态者，发生率较低。

（4）骶尾椎融合，即骶椎与尾椎合成一块者，较前者多见。

（四）临床表现

一般情况下，移行椎畸形可引起任何症状，尤其是在青少年中。畸形的确诊与分类主要依据 X 线平片所示，对伴有腰骶部畸形的腰痛患者首先应考虑其他疾患并进行较为全面的检查，只有当查不出明确病因时，方可考虑由畸形所致。因椎节的负荷加重，稳定性减弱，负重的不平衡，或神经受卡压，出现腰痛症状，或因周围末梢神经支受刺激而出现坐骨神经症状。

鉴别诊断，此类畸形十分多见，而真正引起顽固性腰痛者却为数甚少，因此必须与其他腰部的常见疾患，如腰椎管狭窄症、腰椎间盘突（脱）出症、骶髂关节损伤性关节炎、坐骨神经盆腔出口狭窄症、棘上韧带损伤、棘间韧带损伤，以及肿瘤、结核等伤患相鉴别。

（五）治疗

（1）以非手术治疗为主，其中尤应强调腰部的保护与腰背肌（或腹肌）锻炼。理疗或药物外敷，痛点药物封闭。

（2）经正规非手术疗法无效，且未影响工作生活者，应在除外其他疾患基础上施以手术疗法。手术方法视病变的原因可行切骨减压术、关节融合术、神经支切断术、脊柱融合术等。

三、脊柱裂

（一）概述

临床上此种畸形十分多见，在普查人口中占 5%~29%，其中多发于 S_1 和 S_2 与 L_5 处，其发生原因主要是胚胎期成软骨中心或成骨中心发育障碍，以致双侧椎弓在后部不相融合而形成宽窄不一的裂隙。单纯骨性裂隙者称为“隐性脊椎裂”，最为多见；如同时伴有脊膜或脊膨出者，则为“显性脊椎裂”，占 0.1%~0.2%，后者在治疗上相当困难。

（二）脊椎裂的分类

一般将脊椎裂分为显性脊椎裂与隐形脊椎裂 2 种。

1. 显性脊椎裂

为一严重的先天性疾患，视伴发脊髓组织受累程度不同而在临床上出现差异悬殊的症状。其虽可见于头及鼻根部，但90%以上发生于腰骶处。

（1）脊膜膨出型：以腰部和腰骶部为多见。其病理改变主要是脊膜通过缺损的椎板向外膨出达到皮下，形成背部正中囊肿样肿块。其内容除少数神经根组织外，主要为脑脊液充盈，因此透光试验阳性，压之有波动感，重压时出现根性症状。增加腹压或幼儿啼哭时，此囊性物张力增加。其皮肤表面色泽多正常；少数变薄、脆硬，并与硬脊膜粘连。

（2）脊膜脊髓膨出型：较前者少见。膨出的内容物除脊膜外，脊髓本身亦突至囊内，见于胸腰段以上，椎管后方骨缺损范围较大。膨出囊基底较宽，透光试验多阴性，手压之可出现脊髓症状（应避免加压性检查）。多伴有下肢神经障碍症状。

（3）伴有脂肪组织的脊膜（或脊膜脊髓）膨出型：在前两型的基础上，囊内伴有数量不等的脂肪组织，较少见。

（4）脊膜脊髓囊肿膨出型：脊髓中央管伴有积水的脊膜脊髓膨出。

（5）脊髓外翻型：脊髓中央管完全裂开，呈外翻状暴露于体表，伴有大量脑脊液外溢，表面可形成肉芽面。此为最严重类型，因多伴有下肢或全身其他畸形，病死率甚高。

（6）前型：指脊膜向前膨出达体腔者，临床上甚为罕见。

2. 隐性脊椎裂

较前者多见，因不伴有硬膜囊异常，临床上少有主诉，因此需治疗者更属少见。一般分为以下5型：

（1）单侧型：椎板一侧与棘突融合，另侧由于椎板发育不良而未与棘突融合，形成正中旁的纵形（或斜形）裂隙。

（2）浮棘型：椎骨两侧椎板均发育不全、互不融合，其间形成一条较宽的缝隙；因棘突呈游离漂浮状态，故称为“浮棘”。两侧椎板与有纤维膜样组织相连。

（3）吻棘型：下一椎节（多为S_1）双侧椎板发育不良，棘突亦缺如；而上一椎节的棘突较长以致当腰部后伸时，上节棘突嵌至下椎节后方裂隙中，在临床上称“吻棘”，又称“嵌棘”。

（4）完全脊椎裂型：指双侧椎板发育不全伴有棘突如者，形成一长型裂隙。

（5）混合型：指除椎裂外尚伴有其他畸形者，其中以椎弓不连及移行脊椎等多见。

（三）诊断与治疗

1. 显性脊椎裂

（1）诊断：由于患儿体表上的畸形，早期即为家人或助产士所发现。视脊膜、脊髓等膨出的程度、脊髓有无发育不全及早期在处理上是否合理等的不同，在临床上可出现轻重差别很大的主诉与体征。神经组织损害严重者，可出现双下肢弛缓性瘫痪及两便失禁等，而单纯脊膜膨出者即可能无任何主诉。本病的诊治不难，可根据后背中线囊肿随哭声而饱胀、伴有或不伴有神经症状等而进行诊断和鉴别诊断。

（2）治疗：①单纯性脊膜膨出，或神经症状轻微的其他类型，应尽早施术。②手术原则是将后突的脊髓或神经根放归椎管之后切除多余的硬膜囊及修补椎板缺损处。③因脊髓神经发育不全所引起的下肢症状可选择相应的矫形术或矫形支具治疗。

2. 隐性脊椎裂

（1）诊治：①80%以上的病例临床上并无任何主诉，亦无体征可见，多在体检时偶然发现。②浮棘者因腰骶部后侧结构发育不良，易出现腰肌劳损等症状，严重者可出现下肢或双下肢放射症状，确诊需依据正侧位 X 线平片和 CT 等。

（2）治疗：①一般病例不需治疗。②症状轻微者，应强调腰背肌锻炼。③症状严重并已影响正常生活者，或合并腰椎管或根管狭窄症、腰椎间盘突出症、断裂等，可行手术治疗。

四、蝴蝶椎畸形

由于椎体化骨中心发育不全所致。残存的椎体纵裂引起两侧较厚、中央较薄、似蝴蝶样外观而得名。常在 X 线检查时发现，多见于胸段。由于畸形呈对称性，故临床上难以发现明显特征，如双侧发育不平衡，则可出现轻度的侧弯或后突畸形。视畸形不同可采取相应的治疗和预防措施。

第二节 青少年特发性脊柱侧弯

一、概述

脊柱侧弯一词由 Galen 首次命名使用，它是一种较为常见的脊柱畸形。早在希波克拉底时代古人已对其有所描述，Andree 于 1741 年使用弯曲的脊柱作为矫形外科学的标记。

脊柱侧弯是指由于某种原因造成脊柱一个或多个节段于冠状面上出现持久性偏离中线，形成带有弧度的脊柱畸形。通常伴有脊柱的旋转畸形或矢状面上生理弯曲的变化。胸廓、肋骨、骨盆及下肢长度也随之发生继发性改变，严重病例将影响心肺功能，甚至导致截瘫。

特发性脊柱侧弯是脊柱侧弯中最为常见的一种，脊柱有侧弯及旋转畸形，而无任何先天性脊柱异常或神经、肌肉及骨骼疾病。由于普查所采用的手段及人群不同，文献报道脊柱侧弯的发病率也不一致。人群发病率为 1.1%～15.5%，约占全部脊柱侧弯的 72%。它多发生于青少年，以女性常见，男女比例为 1 ：（2～4），常在青春发育期发病，快速进展至青春发育结束，多数患者于成年期发展缓慢，部分病例停止进展。

脊柱侧弯病因至今尚未被完全阐明，尽管生长发育同侧弯有明显关联，但并非其致病因素，遗传，内分泌，脊椎及椎旁结构的改变，生物及化学因子，钙、镁等金属元素，中枢神经系统畸形等因素均可导致脊柱侧弯。有研究表明，中枢神经功能障碍、结缔组织异常和基因变异也可能参与其发病机制。

根据病史、临床体检及影像学检查，一般可明确诊断。询问病史时应着重了解发现畸形时的年龄、畸形发展速度、有无相关并发症、实足年龄及发育状态和家族史。体检时需检查患者躯干的对称性、胸廓变形程度、侧弯弧度的柔软和僵硬度以及神经系统，同时要了解患者的心肺功能、生长骨龄和其他并发畸形。确诊有待于影像学检查。X 线平片应摄脊柱全长像，包括两侧髂嵴部的站立位正侧位片，脊柱的左、右侧屈曲位片，脊柱的牵引位片。行脊柱的螺旋 CT 和 MRI 检查有助于对脊柱侧弯有一全面了解，并排除并发的低位脊髓、脊髓栓系或脊髓纵裂等畸形。一些严重脊柱侧弯合并胸廓畸形的患者，特别是需行肋骨重塑的患者，术前进行 CT 检查时要同时仔细观察肋骨畸形。3D 重组图像可以了解肋骨框畸形和脊柱畸形水平相对应的情况，确定大部分旋转椎体、角度、顶点和旋转类型，也可以确定大部分脊柱旋转和胸廓畸形的主要程度。

脊柱侧弯弧度测量：由脊柱前后位 X 线平片测量获得。测量方法有 2 种：Risser-Ferguson 法测量上终椎与下终椎椎体中点与顶椎椎体中点连线的夹角；Cobb 法较前者更为常用，是测量弧度大小的标准方法。测定时首先选定弧度上下两端的椎体。弧度凹侧的椎间隙较窄，凸侧椎间隙较宽。于上端椎体的水平线向下和下端椎体的水平线向上各作一垂直线，两垂线相交所得夹角即 Cobb 角。如在主弧下方还有另一相反弧度，主弧下端椎体可作为下方弧度的上端椎体。同法再确定出继发弧度的下端椎，各描出其垂线。

脊柱前后凸畸形角度测量：上终椎上缘延长线与下终椎下缘延长线的连线所形成的角度，前凸畸形以负数表示，后凸畸形以正数表示。

脊柱旋转程度的测量：脊椎的旋转程度根据脊柱前后位 X 线片椎弓根的位置来测量。正常脊椎的两侧椎弓根对称排列，且与边距等距。椎体旋转后两椎弓根均向侧弯凹面移位。在椎体轮廓以内者为 Ⅰ 度，凸侧椎弓根影接近中线，而凹侧椎弓根影已部分消失者为Ⅱ度，凸侧椎弓根影达中线，凹侧椎弓根影已完全消失者为Ⅲ度。若凸侧椎弓根影已超过中线而达到凹侧者为Ⅳ度。

对脊柱侧弯自然进程的研究表明，病例中约25%的畸形趋于稳定，约50%进展缓慢，约25%在生长期迅速进展。特发性脊柱侧弯进展程度主要取决于生长潜能和脊柱侧弯的部位类型：①发病越早，进展可能性越大。②月经来潮前发病，进展的危险性大。③发病时 Risser 征越低，进展可能性越大。④双弯型比单弯型侧弯更易进展。⑤脊柱侧弯发现时的角度越大，越易进展。脊柱侧弯进入成年期后仍有65%～75%的患者继续进展，特别是骨骼成熟时的Cobb 角大于30°，顶椎旋转大于30°的患者，以50°～80°的胸椎侧弯患者最易进展，每年可进展0.75°～1°。而遗传家族史、腰椎前弯角度与侧弯进展无明显关系。

1983年，King 等根据胸椎侧弯累及的脊柱范围和远端代偿弯的功能结构状态分析提出了经典的5型分类法（图6-1），本法对于正确选择手术术式、确定融合固定范围具有指导意义。Puno 等认为 King 分型仅限于将胸椎侧弯分为5型，而未将原发性胸腰段侧弯（顶椎在 T_1～L_4 之间）或原发性腰椎侧弯畸形包含于分型之中。为此，Puno 等在原有的 King 5 型分类基础上，又提出了腰椎及胸腰段侧弯畸形2个亚型，使得 King 分型更为完善。部分学者则根据侧弯弧的顶椎椎体部位而分为颈椎侧弯（顶椎在 C_1～C_6）、颈胸段侧弯（顶椎在 C_7 或 T_1）、胸椎侧弯（顶椎在 T_2～T_{11}）、胸腰段侧弯（顶椎在 T_{12}或 L_1）、腰椎侧弯（顶椎在L_2～L_4）及腰骶段侧弯（顶椎在 L_5～S_1）。颈椎及腰骶段特发性侧弯甚为少见。目前大多数学者对特发性脊柱侧弯仍习惯使用 King 分型，并据此分型对患者选择手术治疗及进行术后疗效分析。

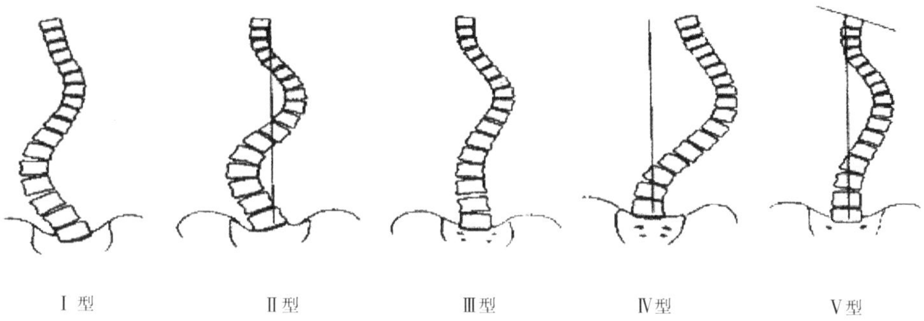

图6-1 脊柱侧弯 King 分型

Ⅱ型与Ⅲ型脊柱侧弯患者在 King 弧度分型中最为多见，手术治疗患者也以上述两型为主。部分类型的弧度并未包括在内，如单一的胸腰段弧度、单一的腰椎弧度和S形双主弧。有的病例存有胸腰椎双主弧，上下二弧度相等，均为结构性侧弯且柔韧度差，应将此类双主弧与 King Ⅱ 型加以区分（表 6-1）。

表 6-1 特发性脊柱侧弯的 King 分型

Ⅰ型 “S” 形曲线，胸、腰椎侧弯曲线均越过中线
特点：腰椎侧弯大于胸椎侧弯
当胸椎侧弯大于腰椎侧弯时，腰椎的侧弯比较僵硬
Ⅱ型 “S” 形曲线，胸、腰椎侧弯曲线均越过中线
特点：腰椎侧弯等于或大于胸椎侧弯
腰椎曲线比胸椎曲线更柔软
Ⅲ型胸椎侧弯伴有腰椎侧弯
特点：腰椎侧弯曲线不超过中线
Ⅳ型胸椎大侧弯
特点：L_4 倾斜于侧弯内
Ⅴ型胸椎双侧弯
特点：双侧弯的上端椎在 T_1 或 T_2
侧曲时上胸椎侧弯呈结构性侧弯

脊柱侧弯的病理改变并不仅限于脊柱，由于病因及侧弯程度不同，病理变化也各不相同。脊柱侧弯存有相似的病理变化：①脊椎的变化。椎体呈楔形变，既有左右楔变，又有前后楔变，可同时累及多个椎体。左右楔变形成侧凸，前后楔变造成后凸畸形。两者常合并存在，形成侧后凸。椎体在凸侧增大，向凸侧旋转，凸侧椎弓根随之增长，同侧横突及椎板也随之隆凸，使侧凸的胸腔变狭窄。棘突偏向凹侧，凹侧椎弓根变短，椎管变成凸侧边缘长而凹侧边缘短的三角形。脊髓偏向凸侧，紧贴于凹侧椎弓根旁。②椎间盘的变化。椎间盘同样发生楔变，凸侧增厚，凹侧变薄。纤维环的层次也是凸侧多于凹侧，髓核有向凸侧移位的现象。③小关节。小关节排列不齐，出现退行性关节炎改变，但如果两个或多个椎体出现融合，上述改变趋于静止。④肋骨的变化。随着凸侧椎体的后方旋转，肋骨也随之隆凸。凸侧胸腔变窄，凹侧肋骨向前方移位；凸侧肋间隙变宽，凹侧肋间隙变窄。肋骨呈三角形。凸侧胸廓前面因旋转而偏低，凹侧胸廓前面隆凸起来。在年轻女性，凹侧的乳腺看起来比凸侧大，实际乳腺本身发育并无变化。有时凹侧的肋软骨也有隆凸现象，类似 Teitze 综合征。⑤肌肉韧带的变化。深层的肌肉中，有些附着于肋骨横突上的小肌肉，有轻度瘢痕挛缩现象，而局部无水肿及炎症现象。前纵韧带于凹侧增厚，凸侧变薄。随着畸形的加重，骨质增生，韧带出现钙化。⑥内脏的变化。主要是心肺结构的变化，由于胸腔变形压迫所致。上述变化对手术有重要意义，多数畸形程度严重患者常伴有心肺功能不全。

二、脊柱侧弯的三维矫正

早期开展的脊柱侧弯手术及非手术治疗，主要着重冠状面畸形的改善，如通过管型石膏从侧方向胸壁和躯干加压，也曾尝试通过后侧方加压纠正脊柱旋转，多数未获成功。后侧方向的外力常常加重胸椎已有的前凸，缩小胸腔矢状径。1983 年，Cotrol 和 Dubousset 用新型钩棒矫形内固定系统（C-D 系统）进行第一例手术，并提出三维矫形的概念。脊柱侧弯的三维矫正指在冠状面上矫正脊柱侧弯、在矢状平面上矫正脊柱前凸或后凸，同时在横断面上矫正脊柱旋转畸形，从而实现脊柱畸形三维层面上的立体矫正。应用 C-D 器械矫正脊柱侧弯畸形的方法是应用不同形状的椎板钩、椎弓根钩多枚，固定于相应的椎板、关节突、椎弓根处，起到支撑或加压的作用。然后将具有粗糙面的不锈钢棒，依据脊柱侧弯的曲度弯曲成形，套穿于支撑钩和压缩钩上。在脊柱凹侧面应用支撑钩进行矫形，凸侧面则应用压缩棒矫形。用器械将不锈钢棒旋转 90°，使弯曲的不锈钢棒的凸面转向背侧。这样钢棒在冠状面纠正了脊柱侧弯畸形，同时在矢状面保持了脊柱的后凸（或前凸）曲度。矫正畸形后，旋紧椎板钩的固定螺丝，并用上下两根短棒（DTT）连接凹、凸侧不锈钢棒，形成矩形框架结构，防止发生旋转。

由于 C-D 棒较为坚固，且加用了 DTT，从而组成强有力的矩形装置，因而增加了内固定的稳定性，术后无须辅以外固定。本系统设计缺点是表面粗糙的 C-D 棒增加了潜在感染可能，术前应严格彻底清洗消毒。新一代 C-D 钩均改成头端开口钩，并应用光滑金属棒，通过螺栓钉固定，较早期产品操作更为便捷。

C-D 器械矫形手术操作比较复杂，需要一定经验。手术造成脊髓损伤的概率也较高，不适用于严重脊柱侧弯病例，但对中度以下的病例的矫形效果较好。

三、手术治疗原则与设计

根据脊柱侧弯的不同时期、部位及性质采用不同的治疗方法。治疗的目的着重于预防脊柱侧凸进展，维持脊柱于最佳矫正位，最大程度改善畸形，并尽可能恢复躯体平衡（表 6-2）。

表 6-2 青少年特发性脊柱侧弯的治疗

弧度大小	Risser 征 0 级/初潮前	Risser 1~2 级	Risser 3~5 级
<25°	观察	观察	观察
25°~45°	支具治疗（超过 25°）	支具	观察
>45°	手术	手术	手术（弧度超过 50°）

脊椎侧弯的治疗分为非手术治疗和手术治疗两大类。早期病例多数接受非

手术治疗。非手术治疗包括理疗、体疗、表面电刺激法、石膏和支具固定疗法、体育运动疗法及生物反馈疗法。严重的侧弯病例则需行手术矫治。

外科技术治疗脊柱侧弯畸形始于 1924 年 Hibb 所创造的后路原位植骨融合术。脊柱后路器械矫正术的哈氏系统 Harrington 器械，是 Harrington 在 20 世纪 50 年代末期研究并于 1962 年首先报道的。该系统仅可撑开弧度的凹侧而不能实现三维矫正，也不能改善肋骨的驼峰。系统所产生的撑开力使脊柱腰椎生理前凸消失，脊柱整体变平。此外，本法术后如不使用支具保护则会出现稳定性不足。

目前治疗脊柱侧弯的方法主要集中在前后路手术方案的选择上。现有矫正器械较早期 Harrington 植入物具有更强的矫形能力，这些器械及其操作技术也较前者复杂，手术医师需接受更为专业的培训。新型器械包括 C-D 系统、TSRH 系统以及 Isola 系统。这些器械自 20 世纪 80 年代中期普及临床，迄今仍得到广泛的应用。各类器械均能增加矫正效果，改善矢状面外形。装置具有良好的机械力学稳定性，术后无须支具制动保护；固定材质具有良好的生物相容性，且不干扰 MRI 成像，便于术后复查。伴随着 20 世纪 90 年代手术技术的革新，又有多种新型器械陆续应用于临床。例如 AO 万能脊柱系统、Moss Miami 器械、协同脊柱系统、CD Horizon 系统和 Kaneda 脊柱侧弯系统等。

中华长城内固定系统参照亚洲人种特别是青少年的解剖数据而设计，属第三代脊柱侧弯矫正装置，对中重度脊柱侧弯的矫正率达到了 70%以上，具有适宜刚度和弹性模量，足够固定并维持矫形后的脊柱稳定直至骨性融合。该器械为低切迹设计，钩、钉与棒遵循同轴原则，滑槽固定，只有一种连接方式，安装简便，调整灵活，锁固牢靠，生物相容性好，具有强有力的三维空间矫形力。

1993 年，Mack 首次应用电视辅助胸腔镜（VATS）进行脊柱前路手术。胸腔镜辅助下脊柱侧弯前路矫形是在微创技术领域中难度较大的一项研究。大量统计资料显示，VATS 技术（包括锁孔和小切口技术）在进行胸椎疾患短节段的病灶清除、椎管减压、植骨融合和内固定重建方面具有明显技术优势。VATS 的优点是不切断肌肉层、美观，更可了解全部胸椎。经多个肋间隙送入，可切除椎间盘，施行前方松解和送入植骨块以满足融合的需要。相信随着影像定位系统、镜下矫形系统的完善和手术经验的积累，必将进一步发挥其特有的微小创伤技术优势来完成对复杂脊柱侧弯的矫形。

手术治疗的适应证：①特发性脊柱侧弯，在青春期弯度发展较快的，Cobb 角 45°以上者须行手术矫形。②一般矫正融合脊椎的手术，应当在青春期开始之后实施，最佳年龄是 14 岁。如果发展较为迅速，可提前至 12 岁实施。但早期融合后会造成身高发育受限，故一般不主张过早实施手术。③侧弯 40°以下者行非手术治疗，侧弯40°以上者须行矫形和植骨术。④胸椎侧弯，旋转及严重影响呼吸功能者需提前手术，以防影响呼吸功能。⑤侧弯合并早期截瘫症状者应早期手术。手术的目的是减压解除截瘫因素，矫正畸形或防止畸形加重，稳定脊柱，使其固定于矫形的良好位置不变。⑥既往实施过手术，存有并发症者，须行再次手术矫正。先前手术放置的器械不在脊柱的稳定区内导致畸形加重，有折棍、脱钩、融合区内假关节形成者均需再次手术矫正。⑦有侧弯畸形，年龄逐渐长大，引起畸形部位腰背痛，有创伤性脊椎骨质增生者，或者有轻度椎体的半脱位者均应行植骨固定。

术前需制定周密计划，应考虑如下问题：患者弧度类型、脊柱平衡状态、术前弧度柔韧度、神经系统状况、肋骨畸形、骨骼成熟度和生长发育潜能以及其他手术需求（是否需行输血、骨移植、脊髓监测和术后止痛措施）。医师应根据个人经验、现有器械种类，选择前路或后路手术，按弧度类型选定融合平面。

（一）King Ⅰ型

根据胸椎的弧度大小和柔韧度选择手术。通常胸段弧度较大、椎体旋转明显，而且弧度明显跨过中线者需经后方入路行器械矫正方可恢复脊柱平衡。胸椎弧度较轻（Cobb 角等于或小于 30°），处于中线临界位，椎体旋转程度不大，对腰椎弧度行前方器械矫正可达到最大程度额状面和旋转的矫正。患者术后虽仍残留轻度的胸椎弧度，但通常不影响外观。

（二）King Ⅱ型

采用哈林顿器械矫正胸椎弧度并融合至稳定椎，可获得良好疗效。手术矫正后即使弧度残留 40%也仍可保持脊柱平衡。20 世纪 80 年代后期出现应用去旋转器械加选择性脊柱融合术治疗脊柱侧弯，部分患者术后仍有脊柱失衡，这表明患者的头和（或）躯干均跨过中线的左侧。

选择融合平面失当、胸椎弧度矫枉过正、弧度类型识别错误、腰椎弧度僵硬和加重以及固定钩的种类不一等均可导致实施新型器械矫正加选择性融合术后出现脊柱失衡。新型器械明显较 Harrington 系统对脊柱具有更强的矫正力。改用多个固定钩取代原有两点固定撑开棒可使哈氏系统与脊柱固定得更为牢固。一旦固定棒落实在固定钩内，并用 90°旋转手法矫正，施加于脊柱的力量足以使未包括在器械之内的腰椎弧度恢复平衡。

为避免术后脊柱失衡，采用新型器械矫正 King Ⅱ型弧度时应遵循 2 个原则：①植入物不可超过稳定椎体。若融合包括稳定椎体以下 1～2 个椎体，会导致患者躯干发生偏移。②旋转第一根棒时应少于 90°，有限的旋转手法可避免矫枉过正和过度拉直胸段弧度。这样有助于未加器械矫正的腰椎在日后得到较好的代偿。不能正确区分 KingⅡ型弧度和真性双主弧是进行选择性融合术后发生失衡的重要原因之一。用术前站立位 X 线片上的胸椎和腰椎的弧度大小、旋转程度、偏离中线的相对比（即胸段弧度的参数/腰椎弧度的参数）判断，若比值小于 1.0，则两个弧度均应融合。如弧度大小和躯干偏斜的比值均大于 1.2，而旋转比值大于 1.0，选择性胸椎融合可安全无误。对真正的双主弧用 CD、TSRH、Isola 及其他较新的器械矫正后，胸、腰两个弧均应行后方融合。近来有学者主张对 KingⅡ型的胸椎弧度凸侧行前方（螺钉、螺纹或光面杠矫正）选择性融合，他们指出实施前方器械矫正手术具有改善脊柱平衡、矫正胸椎前凸和保留弧度下方脊柱活动度等优越性。但 31%的患者出现螺纹杠断裂，此并发症可以使用粗杠加以改进。在少数开展胸腔镜的单位可以利用胸腔镜安置前方器械。

（三）KingⅢ型及 KingⅣ型

此两型均为单一胸段弧度，这两种类型的患者躯干向右侧失衡较双主弧更为明显。后方器械矫正（用 CD、TSRH、Isola 系统）会收到较好效果，更可显著改善患者的脊柱平衡。KingⅢ型弧度能得到非常好的矫正，并在器械止于稳定椎体的条件下保持脊柱平衡。有些 KingⅣ型弧度，植入物可高于稳定椎以上 2 个椎体。近年来的经验表明，用前方器械可使弧度下方保持更多的活动度。

（四）King Ⅴ型

此型为双胸椎结构性弧度，其 T_1 向上方的弧度倾斜，患者表现在上方弧度的凸侧肩部升高。倘若仅对下方弧度行器械矫正，其上方弧度势必加大，肩部升高也会更为突出。因此，多数的 King Ⅴ型的上下胸段弧度均需行后路器械矫正。以下几种情况，器械矫正的植入物应高于 T_2 椎体：①T_1 向上方弧度倾斜和上方弧度突侧的肩部升高。②上方弧度大于 30°，且柔韧度较差。③两弧之间的移行椎位于 T_6 或低于 T_6。

（五）单一胸腰弧和腰椎弧度

这两型和 KingⅠ型胸段轻度侧弯可用前方器械矫正而收到最佳效果。有报道称弧度矫正度大于 75%，旋转几乎可完全矫正。在 20 世纪 90 年代初期用 1 个或 2 个坚强杠减少了假关节发病率，可保持恢复矢状面的前凸并且术后可无需支具制动。

对侧凸的选择性融合固定，既要达到最佳的脊柱平衡，又要避免过度融合节段造成并发症，对Ⅰ型侧凸融合应包括胸腰弯、尾端到稳定椎。对Ⅱ型胸椎侧凸应融合到远端稳定椎。Ⅲ型由于腰弯不越过中线，一般融合到稳定椎的上一椎体，常可达到满意的脊柱平衡。Ⅳ型侧凸，远端融合和固定至稳定椎（通常是 T_4）时能取得最佳的效果。Ⅴ型侧凸应融合上端至 T_2，下端到稳定椎 T_2

或 L_1。

术前弧度的柔韧度可用反向弯曲的 X 线片测定。Herring 等主张用仰卧位的 X 线片，因为可真实地反映矫正效果。有学者用站立位反向弯曲的 X 线片，是为了预测残留的失衡和腰椎的旋转。值得注意的是，用反向弯曲 X 线片判定后方矫正器械下端界限，器械向下安置不够可出现失代偿和后加现象。决定矫正器械的上下界限最好是仔细观察站立的后前位和侧位 X 线片，而不是依据反向弯曲的 X 线片。若用前方器械矫正胸腰段或腰段弧度，反向弯曲的 X 线片对选定下端椎体也有参考作用。该椎体应在反向弯曲 X 线片上与骶骨上端接近平行，否则躯干仍会与骨盆失衡。术前牵引下的 X 线片有助于了解弧度的柔韧度，对弧度超过 50°的侧弯病例更为有用。

严重的胸椎旋转可致肋骨隆起，呈“剃刀背”畸形，何种病例须行胸廓成形以减少肋骨畸形，矫正到何种程度则依靠医师个人经验。有学者建议术前肋骨隆起超过 10°（前屈 90°的切线位 X 线片），术前侧弯弧度大于 60°，柔韧度小于 20%行胸廓成形可能有益。此外，在肋骨隆起的顶点部分切除 3~5 段肋骨，既可改善患者的外观，又可补充髂骨取骨量的不足，使植骨融合更好。后方入路的同时还须行前方操作时，行内侧胸廓成形反而安全，术前患者心肺功能减弱是胸廓成形术的禁忌证。

患者的成熟程度既可从生理方面测定（生长高峰和月经初潮状况），又可从骨骼方面衡量（Risser 征）。Risser 提出以髂骨嵴出现骨化为脊柱骨生长发育的指标。此骨骺在青春期快速生长期出现。首先出现于髂前上嵴处逐步向髂后上嵴延伸，然后于髂骨翼结合，历时 12~36 个月。Risser 将其分为 5 级，髂前上嵴到髂后上嵴分为 4 等段，是为 4 个等级，骨骼融合为第 5 等级。骨骼尚未融合，说明脊柱尚有生长潜力，侧凸仍可能继续进展。多数青年特发性脊柱侧弯在骨骼成熟后手术，即初潮后，或生长高峰以后。从后路矫正侧弯和融合后，对脊柱的前方生长无不良影响。但对未成熟小儿单从后方融合不足以控制脊柱前方生长，脊柱侧弯会继续加重，即所谓的曲轴现象。Dubousset 观察到以融合的骨块为轴，脊柱前方继续生长，致脊柱和躯干逐渐扭转变形，这种变形与汽车曲轴相似，故名“曲轴现象”，这种现象常伴弧度加大、剃刀背加重以及脊柱失衡。

每个椎体有 3 个生长部位：椎体的终板、围绕关节突的软骨和神经管软骨联合部。上下两个终板（骺部）是每个椎体的主要生长部位，构成脊柱纵向生长。胸椎每个椎体每年增长约 0.7mm，腰椎每个椎体每年增长 1.0~1.2mm。后方融合只限制了后方关节突的生长而不影响前方的椎体终板和神经管软骨联合部的发育。对年幼患儿而言，即使后方有很厚的融合骨块，但脊柱前方仍继续生长，未融合的生长中心数目和潜在生长年成正比。对婴儿型和少年型特发性脊柱侧弯来说曲轴现象发生率最高，也可发生在后方融合的发育不成熟的青年患者。

虽然对曲轴现象的量化尚有一定困难，但检查一系列临床照片仍可显示其肋骨畸形的进行性变化，包括胸廓变窄和脊柱的胸腰段失衡。经过一段时间从X线片上也可看出加重的改变，如弧度大小、旋转程度和肋椎角差别，顶椎的凸侧向胸壁一侧横向移动，植入物呈纵向倾斜。X线片上常见弧度增加10°、顶椎旋转和肋椎角差别加大均可认为是曲轴现象加重。重要的是术后最初6个月会将X线片上的改变误认为是脊柱因应力而松弛，融合骨块的日益成熟和弧度改善。对尚未达到生长高峰、初潮前、Y形软骨仍未闭的女性青年，如需手术宜行前后路联合植骨融合以预防发生曲轴现象。

对脊柱侧弯后方矫正术如何减少输血有不少措施。控制性低血压麻醉、自体血液稀释回输等手段可使脊柱手术的输血量大为减少。

脊柱侧弯手术的主要目标之一是求得坚强的融合，为了达到这一效果要从脊柱的植骨床上清除所有软组织，切除关节突间关节，去椎板的皮质和准备足量的植骨材料。自体植骨是最理想的方法。但近年来有不少关于特发性脊柱侧弯用异体骨、冰冻骨库骨替代自体骨植骨的成功经验报道。用骨库冰冻骨的优点是可减少手术失血量，缩短手术时间，也可杜绝髂骨嵴取骨的并发症。近年来对骨形态形成蛋白（BMP）的研究表明它能对脊柱融合起很大作用，有可能不用再做骨移植术行脊柱融合。

用体感兴奋电位器行脊髓监测已是脊柱外科手术中的标准方法。近来又改用运动电位器来监测脊髓的传导功能，若与体感电位器联合应用，可显著降低脊髓损伤发生率。

第七章

椎间盘及椎管疾病

第一节　颈椎间盘突出症

颈椎间盘突出症是椎间盘退变的一种类型，从退变起初就预示病变节段稳定程度的减弱。颈椎退变不一定导致椎间盘突出，颈椎间盘突出只是颈椎病发病过程的病理变化之一，是指突出的髓核和破裂的纤维环突向椎管内，在一些情况下，椎间盘变性可同时存在相邻椎节骨赘形成，但并不引起椎间盘突出发病。必须是致压物为单纯的椎间盘组织，才能称之为颈椎间盘突出症。

一、发病机制

一般认为，急性颈椎间盘突出症是在椎间盘发生一定程度退行性变的基础上，受到一定外力作用而发生。多数由颈部急切性创伤所致，损伤原因主要是加速暴力使头部快速运动导致颈部扭伤，常见于交通事故或体育运动过程，颈部过伸状态下的加速损伤所致的椎间盘损伤最为严重。

（一）椎间盘退变

椎间盘是人体组织中最早和最容易随年龄发生退变的组织，退变的颈椎间盘受轻微外伤，即可导致椎间盘突出。颈椎过伸性损伤可致近侧椎体向后移位，屈曲性损伤可使双侧小关节半脱位，结果使椎间盘后方张力增加，造成纤维环和后纵韧带破裂、髓核突出。由于包绕髓核的纤维环在前部最厚并附着于前纵韧带，因此髓核极少向前突出，而纤维环的后部最薄且可不连续，后侧附着于后纵韧带，由于后纵韧带的外侧解剖结构较薄弱，所以髓核最容易突出于后纵韧带的两侧，即神经根出入椎间孔的部位。

（二）创伤

急性创伤所致颈椎间盘突出以颈$_3$～颈$_4$ 为多见。

（1）颈椎过伸性损伤时切应力较大，颈$_3$～颈$_4$椎间隙较接近于着力点。

（2）颈$_3$～颈$_4$小关节突关节面接近水平，容易在损伤瞬间发生类似于弹性关节的一过性前后移位。

（3）慢性颈椎间盘突出以颈$_5$～颈$_6$及颈$_6$～颈$_7$为好发部位，因该处头颈活动频率高，也是发生劳损的主要应力集中区。

（4）颈脊髓由于齿状韧带作用而较固定，当外力致椎间盘纤维环和后纵韧带破裂、髓核突出易引起颈脊髓受压。

（5）颈脊神经根在椎间盘水平横行进入椎间孔，颈椎后外侧纤维环和后纵韧带较薄弱，髓核易从该处突出，即使突出物很小，也可能会引起神经根受压。

（三）炎症

颈椎退变不仅表现在形态学变化，椎间盘内在的生物化学平衡也发生改变，表现在退变的椎间盘蛋白多糖含量下降、胶原类型发生转换、基质降解酶活性升高等。这一系列生化改变是椎间盘退变的基础，也可能是退变的椎间盘细胞产生炎性反应的原因。

二、类型

（一）病理类型

根据颈椎间盘突出物的性状，可分为软性突出和硬性突出。

（1）软性突出，主要由髓核物质组成。

（2）硬性突出，较为多见，由纤维环或部分未钙化的纤维组织构成。

（二）临床类型

根据颈椎间盘向椎管内突出位置的不同，可分为3种类型（图7-1）。

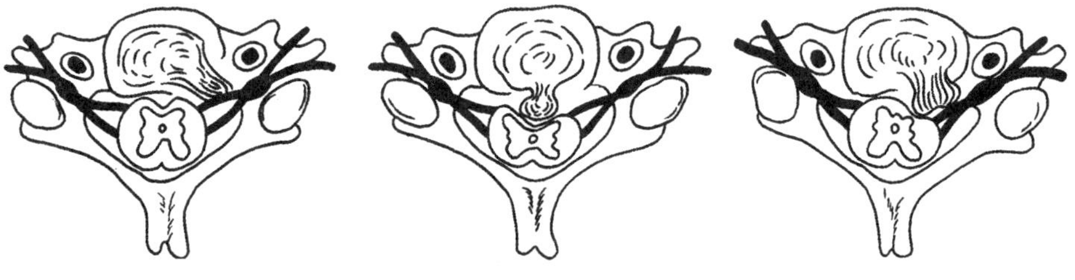

A.侧方型　　B.中央型　　C.旁中央型

图7-1　颈椎间盘突出的临床类型

1. 侧方型

突出部位在后纵韧带的外侧，钩椎关节的内侧。该处是颈脊神经根通过处，突出的椎间盘压迫颈神经根而产生根性症状。

（1）症状：①颈痛，颈部僵硬，活动受限。②颈部过伸可产生剧烈疼痛，疼痛放射至肩胛或枕部，可因小便或咳嗽而加重。③根性痛是最常见的症状，一侧上肢有疼痛和麻木感，很少两侧同时发生。④伴随根性痛的神经分布区感觉麻木、过敏、减弱。⑤早期可出现肌张力增高，继而很快减弱，并出现肌无力和肌萎缩征，在手部以大小鱼际肌及骨间肌萎缩最为明显。⑥在发作间歇期，可以无症状。

（2）体征：①头颈部常处于僵直位。②下颈椎棘突及肩胛内侧可有压痛，病变节段椎旁有压痛、叩击痛。③脊神经牵挂试验和压颈试验阳性。④受累神经节段有感觉、运动减弱及反射改变，肌力减退和肌萎缩等现象。

2. 中央型

突出部位在椎管中央，脊髓的正前方。可压迫脊髓双侧的腹面而产生脊髓双侧的压迫症状。

（1）症状：①很少有颈部疼痛及僵硬。②可出现下肢无力，步态不稳的情况。③严重的可出现四肢不完全性或完全性瘫痪及大小便异常等。

（2）体征：①肢体肌张力增高，腱反射亢进，髌阵挛、踝阵挛以及病理征可出现阳性。②可有不同程度的下肢肌力下降。③本体感觉受累，痛觉、温度觉存在。

3. 旁中央型

突出部位偏于一侧而介于颈神经根与脊髓之间，可压迫两者而产生单侧脊髓及神经根的压迫症状。除有侧方型的症状、体征外，尚有不同程度单侧脊髓受压表现，即 Brown-Sequard 综合征。常因发生剧烈的根性疼痛而掩盖了脊髓压迫症，出现脊髓压迫的预后较差。

三、诊断

（一）症状

早期表现是病变椎节的松动和椎间盘膨出，进一步发展则出现不稳和椎间盘突出。由于 MRI 的应用，已将颈椎病与颈椎间盘突出症加以区别，但两者之间仍存在着密切联系。

（二）体征

动态霍夫曼征在颈椎间盘突出症的早期诊断具有意义。动态霍夫曼征阳性是锥体束受损的典型的体征，也是判断颈脊髓是否受损的重要依据。在做正常霍夫曼征检查时发现，当头颈处于中立位时，部分颈肩痛患者表现为阴性；而在颈椎动态活动时则可出现阳性，即动态霍夫曼征阳性。

（三）影像学检查

1. X 线检查

可见颈椎呈退行性改变，生理曲度减小或梯形变、椎间隙变窄，年轻病例的椎间隙可无明显改变。

2. CT 检查

可准确地显示椎间盘突出的位置、大小及形态，对诊断侧方型突出的价值高于 MRI。能准确地判断硬膜囊、神经根受压情况及椎管有效矢状径，为手术治疗提供了可靠的依据。另外，对 X 线片显示有椎间盘突出间接征象或两个以上常见征象，以及对临床症状、体征典型而 X 线片检查无异常表现者，均应行 CT 检查，以便确诊。但 CT 检查不能反映脊髓信号的改变。

3. MRI 检查

颈椎 MRI 对颈椎间盘突出的诊断与定位很有价值，其诊断准确率明显高于 CT。MRI 成像不同信号强度组成的图像，不仅能直接显示颈椎间盘突出的部位，还可灵敏地反映病变与毗邻组织的关系。中央型突出的髓核位于椎管中央，常呈丘状，硬膜囊受压变形，严重者压迫脊髓，使局部变扁、凹陷或呈月牙状。侧方突出的髓核呈团块状从后外侧突出，压迫神经根和脊髓侧方，使神经根向后外侧移位或消失，脊髓前外侧受压变形并挤向另一侧（图 7-2）。

按 Nagata 方法，颈脊髓受压程度可分为 4 个等级。0 级：脊髓未受压；1 级：脊髓轻度受压；2 级：脊髓受压程度<1/3；3 级：脊髓受压程度>1/3。

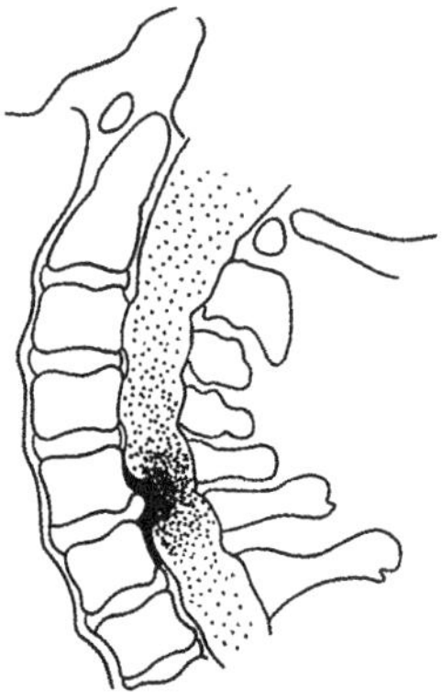

图 7-2　颈椎间盘突出表现

慢性颈椎间盘突出除了上述 MRI 表现外，常并发一个或多个椎间盘膨出，相邻椎体边缘有骨质退行性改变。如为颈椎间盘膨出，可表现变性的椎间盘向后膨出，T_2W 像椎间盘信号减低，呈现凸面向后的弧形改变，硬膜囊前缘有轻度压迹。此外，还可出现硬膜外脂肪影变形、移位或消失，椎间隙狭窄以及软骨板呈混杂信号，脊髓受压严重者 T_2W 像上呈高信号。

四、鉴别诊断

须与颈椎病、颈部扭伤、肩周炎、椎管内肿瘤、胸廓出口综合征及尺神经炎鉴别。

1. 颈椎病

两者均可造成脊髓或脊神经根压迫症，严格区分较困难。

（1）病理特点：颈椎病病情常逐渐加剧，缓解间歇不明显，早期可引起颈部局部不适或疼痛，少有脊髓压迫症，多数可获得缓解。

（2）发病年龄：发病年龄有明显差异，颈椎病发病年龄平均多在 50 岁以上，颈椎间盘突出的发病年龄偏低。

（3）临床特点：颈椎间盘突出症有起病急骤、病情发展较快的特点。轻微创伤、头颈部持久非生理姿势可以诱使发病。

2. 肩周炎

多数在 50 岁左右发病，好发年龄与颈椎病相似，两者容易混淆。

（1）关节活动：有肩关节活动障碍，上肢常不能上举和外展，而颈椎间盘突出症不影响肩关节活动。

（2）疼痛部位：肩周炎疼痛部位在肩关节，而颈椎间盘突出症多以棘突为中心。

（3）X 线片表现：肩周炎多为普通的退变征象，而颈椎间盘突出症可有颈椎生理前曲消失及颈椎不稳的现象。

（4）封闭反应：封闭疗法对肩周炎有效，而对颈椎间盘突出症无效。

3. 颈部扭伤

俗称落枕，其发病与颈型颈椎病相似，多系睡眠中体位不良所致。

（1）压痛：颈椎间盘突出症压痛点在棘突部，程度也较明显。颈部扭伤压痛点在损伤肌肉部位，急性期疼痛剧烈，压之难以忍受。

（2）肌紧张：颈部扭伤可触摸到条索状压痛肌肉，而颈椎间盘突出症只有轻度肌紧张。

（3）牵引反应：颈部牵引时，颈椎间盘突出症的症状多可缓解，而颈部扭伤疼痛加剧。

（4）封闭反应：作痛点封闭，颈部扭伤症状可在封闭后消失或缓解，而颈椎间盘突出症对封闭疗法无显效。

五、治疗

选择颈椎间盘突出症的治疗方法，主要依靠临床表现，而不能够完全根据影像学表现。对确定有脊髓或脊神经根压迫症状，原则上应采用手术治疗。手术目的是解除压迫，稳定病变椎节。手术方法选择问题，是采用单纯髓核摘除，还是整个椎间盘切除加植骨融合，存在不同的观点，对于临床明显不稳的颈椎间盘突出症，椎间盘切除后同时施行颈椎椎间融合术，可获得满意的最终效果。

（一）保守治疗

仅有局部症状或轻度神经根性症状，通常选择保守治疗。

1. 颈椎牵引

适用于侧方型颈椎间盘突出症，对中央型颈椎间盘突出症，牵引有可能加重病情。可采取坐位或卧位牵引，使颈椎呈微屈曲位。牵引重量坐位宜 6～7.5kg，卧位宜 1.5～2.5kg，采用持续牵引，一般以 2 周为 1 个疗程。

2. 围领制动

牵引后症状缓解者，应采用围领保护，限制颈部过度活动，有利于病情恢复。

3. 理疗

轻型病例选择蜡疗或氢离子透入法治疗，可获得一定效果。

4. 药物治疗

适当应用活血化瘀中药和镇静止痛药物，对缓解病情有一定作用。

（二）手术治疗

确定有致压物如突出的椎间盘、骨折片或血肿等压迫颈髓时，应及时施行减压手术，并重建颈椎稳定性。多采用前路椎间盘摘除、植骨融合术，以达到解除压迫、恢复椎间隙高度、重建颈椎稳定性。

1. 适应证

症状呈进行性加重、反复发作，保守治疗不能缓解，有明显神经功能障碍或出现脊髓压迫症状，应行手术治疗。

2. 手术方法

（1）颈前路减压术：适用于中央型和旁中央型颈椎间盘突出症。颈椎前路减压、融合术后，恢复和维持理想的椎间高度是重建颈椎生理曲线的基础，并能使皱褶的黄韧带紧张，椎间孔扩大，从而缓解和防止颈髓和神经根受压的效果。

（2）颈后路髓核摘除术：可达到缓解和防止颈髓和神经根受压的效果。

（3）颈椎间盘显微切除术：有后侧和前侧两种入路，在治疗颈椎间盘突出中，其入路选择仍有较大争议。后外侧入路治疗单根神经根受损的外侧型髓核脱出，效果较为理想。术中小关节突切除的范围应根据神经根和突出椎间盘的关系而定。

第二节　胸椎间盘突出症

由于胸椎受到胸廓固定，不似颈椎与腰椎活动度大，故椎间盘退变较为少见。随着影像学检查方法的进展，诊断本病有增加之趋势。

胸椎间盘突出症多发生在下部胸椎，自胸$_6$～胸$_7$开始增多，以胸$_{10}$～胸$_{12}$和胸$_{11}$～腰$_1$为最多见。发病年龄为20～60岁，中年劳动者的发病率较高。

一、类型

类型有中央型和侧后方型，临床上大约各占一半。

二、临床表现

发病多较隐袭，病程呈慢性加重趋势，有外伤史者病情发展可较快。

(1) 躯干，有季肋部疼痛，肩、背、腰痛，胸、腹部“束带”感。

(2) 下肢，多有麻木、无力感，行走困难，有足底“踩棉花”感，甚至出现“剪刀”步态。

(3) 括约肌，可有小便失禁或潴留现象。

三、诊断

多数表现为上神经元损伤症状，即下肢肌张力增强，腱反射亢进及病理反射阳性等，压迫平面以下有范围不定的感觉丧失。胸腰段椎间盘突出常有下神经元症状，即下肢麻木，肌力减弱，腱反射减弱或消失及病理反射阴性等。神经根受压症状为肋间神经痛和大腿前外侧疼痛。

影像学检查包括：

(1) X线片检查。X线平片可见椎间隙狭窄以及椎间盘突出钙化，在中年以上，可有椎体后缘骨唇增生。

(2) CT扫描。CT扫描可显示椎间盘突出部位、类型及程度。

(3) MRI检查。MRI检查除显示椎间盘突出压迫外，还可通过脊髓信号的改变进行鉴别诊断。

四、鉴别诊断

主要为胸椎间盘突出症与胸椎管狭窄症的鉴别。

(一) 年龄

胸椎间盘突出症除中年人外，青少年等均可发生；而胸椎管狭窄症主要发生在中老年。

（二）症状

偏后外侧型的胸椎间盘突出症，主要引起单侧肢体或神经根症状；胸椎管狭窄症多为双侧症状。

（三）影像学检查

是鉴别诊断的主要依据，胸椎间盘突出症多系单一椎间盘突出，极少有 2 个间隙突出，无椎管狭窄症的病理改变；胸椎管狭窄症则有多种病理改变，包括黄韧带肥厚、骨化，关节突增大，椎板增厚，胸椎 OPLL 及椎间盘突出等，其压迫以后方为主。

五、治疗

（一）保守治疗

适用于年轻及症状较轻者。急性后侧方突出压迫肋间神经痛，经保守治疗，部分症状可获缓解。

（二）手术治疗

1. 手术原则

（1）胸椎管较狭小，一旦椎间盘突出压迫脊髓，则难以得到缓解。

（2）经保守治疗无效的急性后侧方突出压迫肋间神经痛，须考虑手术治疗。

（3）由于胸椎曲线后弓，压迫来自脊髓前方，故椎板切除减压多无效果，手术须从脊髓前方或侧前方进行减压。

2. 显露途径

（1）后入路经椎弓根切除突出椎间盘。

（2）肋横突切除术切除突出椎间盘。

（3）剖胸（或胸膜外）切除突出椎间盘。

（4）胸腔镜经胸切除突出的椎间盘。

3. 手术入路

（1）椎间盘较大、钙化、基底宽的突出，中央突出及突出物进入硬脊膜内者，应选择经腹侧入路，以清楚显露硬脊膜及突出物，有利于完全切除。

（2）中央型及椎间盘突出钙化者，选用剖胸、肋横突切除，也可采用胸腔镜手术。

（3）侧后突型及压迫单侧脊髓或神经根者，选用单侧经椎弓根入路切除。对突出物进入硬脊膜内，可经椎板切除，切开硬膜后切除椎间盘。

4. 内固定方式

术后胸椎的稳定性，与手术创伤及切除骨组织多少有关。

后正中入路，经椎弓根至脊髓侧前，切除侧后椎间盘突出，小关节仅切除内半，对稳定性影响不大，可不必做椎间固定及融合。

切除肋头、横突及该侧椎弓根，显露椎管前侧，切除椎间盘突出，在胸$_{10}$以上，并不明显影响其稳定性，因此，一般不需内固定及融合。

在胸腰段胸$_{11}$～腰$_{1}$，因已无胸廓稳定性保护，如果切除部分关节突，则稳定性受影响，须置入内固定。

第三节　腰椎间盘突出症

腰椎间盘突出症是骨科的常见病和多发病，是腰腿痛最常见的原因。统计表明，腰痛在轻劳动者中有53%的人、重劳动者中有64%的人、患腰痛者中有35%的人可发展为椎间盘突出症，现已认识到大多数腰痛并发坐骨神经痛是由腰椎间盘突出症引起。本病多发于青壮年，患者痛苦大，有马尾神经损害者可有大小便功能障碍，严重者可致截瘫，对患者的生活、工作和劳动均可造成很大影响。

一、应用解剖

脊柱的椎骨有32块，因寰枢椎之间和骶、尾椎之间无椎间盘，故椎间盘只有23个。椎间盘的总厚度占脊柱全长的1/5～1/4，其中以腰部椎间盘为最厚，约为9mm。其形状与脊柱的生理性弯度相适应，对脊柱具有连接、稳定、增加活动及缓冲震荡的弹性垫作用（图7-3）。

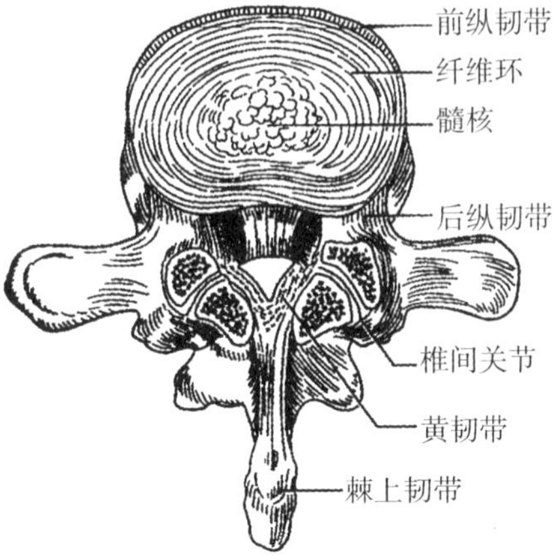

图7-3　腰椎体间横断面解剖形态

（一）腰椎间盘的结构（图 7-4）

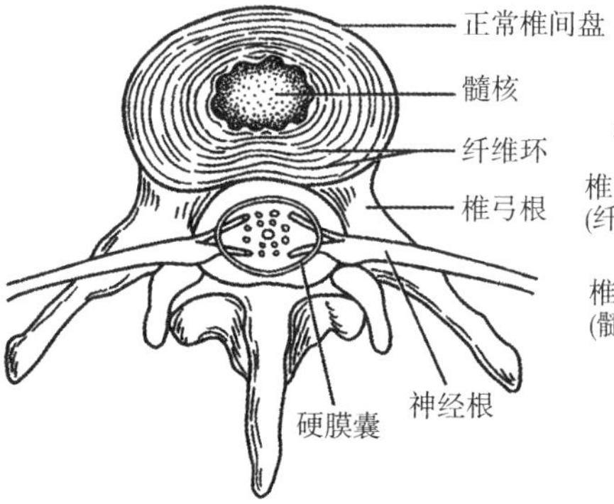

A.腰椎间盘横断面

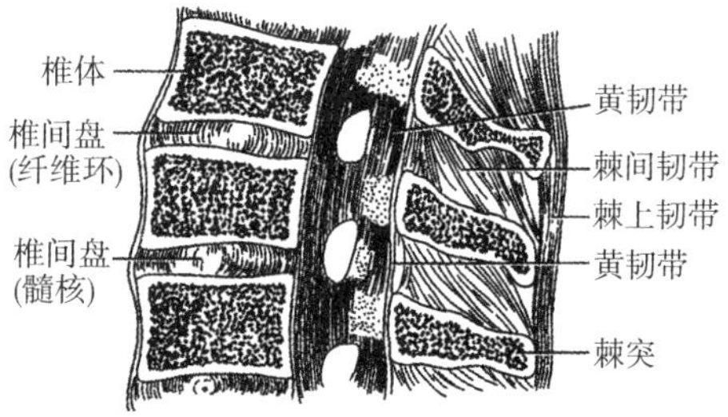

B.腰椎矢状显示韧带与椎间盘组织

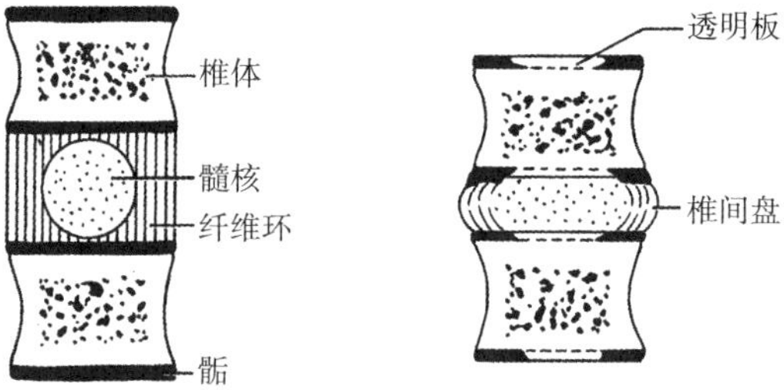

C.腰椎矢状显示椎间盘组织

图 7-4　腰椎间盘的结构示意图

腰椎间盘由软骨板、纤维环、髓核及纵韧带四部分构成。

1. 软骨板

由透明软骨构成，覆盖于椎体上、下面前环中间的骨面，平均厚度约为1mm，有许多微孔，是髓核水分代谢产物的通路。成人的软骨板为无血管、神经的组织。损伤时不产生疼痛，也不能自行修复。软骨板与纤维环一起将胶状髓核密封，如软骨板有破裂或缺损，髓核可突入椎体，在 X 线片上显示椎体有压迹，称 Schmorl 结节。

2. 纤维环

由含胶原纤维束的纤维软骨构成，位于髓核的四周，其周边纤维附着于上下椎体的边缘，中层纤维附着在上下椎体的骺环，内层纤维附着于软骨板。在横切面上可见多层纤维软骨呈同心圆排列，各层之间有黏合物质牢固结合。纤维环的纤维束相互呈30°~60°斜行交叉重叠，这种纤维束的特殊排列，使椎间盘能承受较大的弯曲和扭转负荷。纤维环为较坚实的组织，其前侧及两侧较厚，后侧较薄，各层之间黏合物质较少，不如前部及两侧部坚实。纤维环的前部有强大的前纵韧带加强，后侧有后纵韧带，但后纵韧带较窄且薄，在暴力较大时，髓核易向后方特别是向后外方突出。

3. 髓核

是一种弹性胶状物质，为纤维环和软骨板所包绕，成人期髓核位于腰椎间盘偏后，脊柱的运动轴通过此部，其有如弹簧的弹性作用，可减少脊髓与头部的震荡。髓核中含有大量的水分和黏多糖蛋白复合体、硫酸软骨素。依据不同的年龄，水分的含量可占髓核总量的70%~90%。出生时含水量高达90%，18岁时约为80%，70岁时下降至70%。髓核中的含水量可随着承受压力的改变发生变化。椎间盘受到压力时，髓核中的水分通过软骨板外渗，含水量减少。压力解除后，水分重新进入，髓核体积又增大，弹性和张力增强。随着年龄的增长，椎间盘逐渐退变，含水量随之减少，其弹性和张力减退，降低了抗负荷的能力，容易受到损伤。

4. 前、后纵韧带

附着于脊椎及软骨表面，韧带很坚韧，其作用为限制椎体活动。

（二）椎间盘的血管和神经

1. 椎间盘的血供

在胎儿时期，血供来自周围组织和椎体，椎体的微血管穿过软骨板进入椎间盘内，但不进入髓核，至12岁左右则这些血管完全闭锁。在幼年时期，纤维环各部有血管分布，至成年期，除了纤维环的周边部分外，椎间盘的其他部分均无血管存在，髓核和纤维环的营养靠周围渗透供应。

2. 椎间盘的神经分布

一般认为与血管的分布相似，即在纤维环的周边部有丰富的神经末梢，纤维环的深部、软骨板和髓核内均无神经纤维。由于纤维环周边部有丰富的神经纤维，故在纤维环损伤时可产生腰痛，手术中切除纤维环时患者也有疼痛感觉。

（三）腰椎间盘与神经根的关系

腰骶神经根从硬脊膜囊的前外侧穿出，在椎管内斜向外下走行，然后经椎间孔出椎管。

1. 腰$_3$、腰$_4$ 神经根

皆自相应的椎体上1/3或中1/3水平出硬膜囊，紧贴椎弓根入椎间孔，在椎管内行走过程中，不与同序数椎间盘相接触。

2. 腰$_5$ 神经根

自腰$_4$、腰$_5$ 椎间盘水平或其上缘出硬膜囊，向外下走行，越过腰$_5$ 椎体后上部，绕椎弓根入腰$_5$、骶$_1$ 椎间孔。

3. 骶$_1$ 神经根

发自腰$_5$、骶$_1$ 椎间盘的上缘或腰$_5$ 椎体下 1/3 水平，向下外走行，越过腰$_5$、骶$_1$ 椎间盘的外 1/3，绕骶$_1$ 椎弓根入椎孔。

腰椎间盘突出以腰$_4$、腰$_5$ 和腰$_5$、骶$_1$ 平面的发病率最高，突出部位多在椎间盘的后外侧。椎间盘的突出物主要压迫在此处或即将穿出硬膜囊的下一节段的神经根，如突出物较大或突出偏内时，也可压迫硬膜囊内的下一条神经根。

（四）腰椎间盘与椎板间隙的关系

腰椎间盘后部位于椎板间隙上方者占 40%，与椎板间隙上部相对者占 50%，正相对者占 6.7%，与椎板间隙下部相对者占 3.3%。腰$_5$、骶$_1$ 椎间盘后缘在相应的椎板间隙以上者占 26.7%，与椎板间隙上部相对者占 40%，正相对者占 33.3%。

在腰椎正位 X 线平片上，可以测出椎间盘后缘与椎板间隙的对应关系和距离，对术前检查及手术中准确定位有重要意义。

二、病理变化

腰椎间盘突出的发生基础为椎间盘的生理退变，这种生物学的改变与年龄有关。20 岁的椎间盘中开始有退行性变，有的到 20~30 岁间已有纤维环出现裂隙。单纯椎间盘退变，仅是椎间盘突出的病理学基础，不会出现症状。腰椎间盘退变的发生与遗传学因素、椎间盘的生物力学改变、椎间盘的营养改变、椎间盘细胞凋亡失衡、椎间盘的自身免疫反应和椎间盘中的细胞因子的改变等因素有关。

临床上 90% 的腰椎间盘突出部位，都发生在椎间盘的后外侧及后方。突向后外侧和后方的椎间盘常侵及硬膜、神经根及马尾神经，产生一系列的临床症状。少数椎间盘直接突入椎体和经前方突出。

三、类型

（一）病理形态分型（图 7-5）

根据病理观察和术中所见，将腰椎间盘突出症依病理形态分为 3 种类型。

1. 隆起型

纤维环内层破裂，外层因为髓核压力而隆起，呈半球形孤立隆起于椎间盘的后外侧，位于神经根外前方或内下方。

2. 破裂型

纤维环全层破裂或基本全层破裂。已纤维化的髓核、破碎的纤维环及部分软骨终板向后移并进入椎管。突出范围较隆起型广泛，突出物仅有薄膜覆盖，表面高低不平，可有与神经根粘连或同时压迫两条神经根，导致马尾神经功能障碍。

3. 游离型

突出物已离开椎间盘的突出空腔，进入椎管中，甚至可进入硬膜囊内，压迫硬膜或刺激神经根。

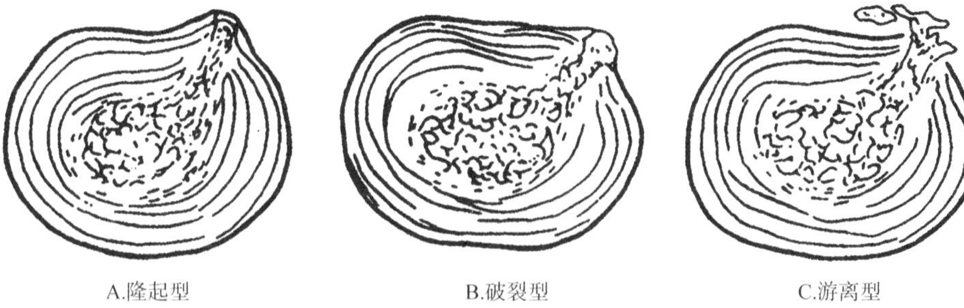

图 7–5　腰椎间盘突出的病理形态类型

（二）神经损伤关系分型（图 7–6）

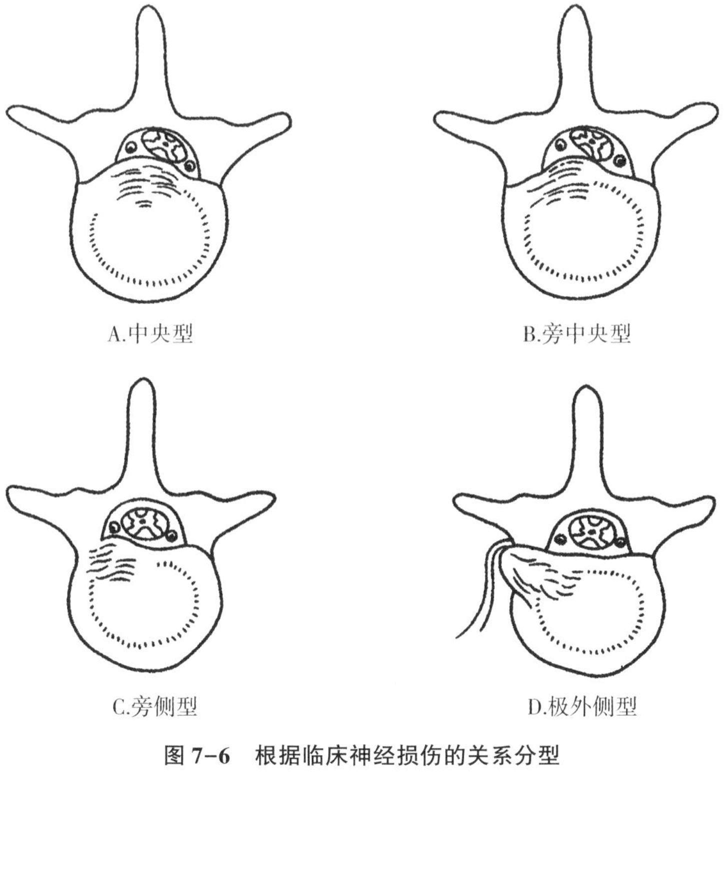

图 7–6　根据临床神经损伤的关系分型

根据临床神经损伤的关系可分为中央型、旁中央型、旁侧型和极外侧型4种类型。

四、发生率

1. 发病年龄和性别

腰椎间盘突出症以青壮年为最多，男性多于女性，约为7 ∶ 3，认为与劳动强度大及外伤有关。资料报道发病年龄可为14~72岁，其中21~45岁占66.3%，青少年占少数，发病年龄最小的为11岁。

2. 腰椎间盘突出平面

腰骶部活动度大，处于固定的骨盆和活动的脊柱交界处，承受的压力最大，椎间盘容易发生退变及损伤，故腰$_4$、腰$_5$及腰$_5$、骶$_1$椎间盘的发病率最高。据国内外文献报道，最下两个椎间盘突出可占腰椎间盘突出总数的90%以上，部分患者可同时有两个平面以上的椎间盘突出，国外报道以腰$_5$、骶$_1$椎间盘突出为最多，国内则以腰$_4$、腰$_5$椎间盘突出为最多。

五、临床表现

腰椎间盘退变或损伤，髓核突出刺激、压迫神经根或马尾神经，临床出现系列症状和体征，大多数可根据其症状和体征作出诊断。

（一）腰痛和放射性下肢痛

是本病典型的症状，发生率高达96.5%，其中57%有外伤史。多数先有腰痛，随后出现腿痛，部分腰痛和腿痛同时发生，少数只有腿痛而无腰痛，也有出现腿痛后，腰痛减轻或消失。疼痛程度差别较大，轻者可坚持工作，但不能从事体力劳动；重者疼痛难忍，卧床不起，翻身困难，甚至服镇痛剂也难以缓解。疼痛性质多为刺痛、烧灼或刀割样痛，常伴有麻、胀等感觉。腰椎间盘突出症引起的腰腿痛一般具有下列特点。

1. 根性放射痛

（1）坐骨神经痛：常见的腰$_4$、腰$_5$和腰$_5$、骶$_1$椎间盘突出，分别压迫腰$_5$和骶$_1$神经根，故引起坐骨神经痛。疼痛一般沿臀部、大腿后侧放散至小腿或足部。

（2）股神经痛：如腰$_3$、腰$_4$椎间盘突出，压迫腰$_4$神经根，可引起疼痛放射至大腿前外侧或小腿前内侧。如放射痛只达臀部或股部，不至小腿或足，应注意其他病因，如骶髂关节病变或脊椎滑脱等。

（3）小腿前外侧、足背或跗趾痛：腰$_4$、腰$_5$椎间盘突出疼痛多放射至小腿前外侧、足背或跗趾，腰$_5$、骶$_1$椎间盘突出则放射至小腿后外侧、足跟或足背外侧。

2. 疼痛与腹压有关

凡能使腹压和脑脊液压力增高的动作，如咳嗽、打喷嚏、排便，甚至大笑或大声说话，均可使腰痛和放射痛加剧，发生率可达 82.6%。

3. 疼痛与活动、体位有明显关系

疼痛在活动或劳累后加重，卧床休息后减轻。晨起时较轻，下午较重。病程较长，可有明显间歇期。为了缓解疼痛，患者常被迫采取某一侧卧位，并屈髋屈膝或取仰卧屈腿位，少数患者被迫采取下蹲位、屈髋屈膝跪在床上。如椎间盘突出物很大或椎间盘纤维环完全破裂，有大块纤维环和髓核组织进入椎管，严重压迫神经根，在急性期则常有持续性剧痛，卧床休息或任何体位都不能使疼痛缓解。

（二）棘突间旁侧压痛与放射痛

在椎间盘突出间隙相对应的棘突间旁侧有局限性压痛点，并伴有向小腿或足部的放射痛。此体征对诊断和定位均有重要意义，压痛及放射痛点即为病变所在处，发生率可为 83.1%。在急性期压痛和放射痛多很显著，发病时间较长的患者，压痛和放射痛变得不明显，俯卧位有时不易查出，如让患者取站立位，在伸腰挺腹姿势检查，则较易查出压痛和放射痛部位。

（三）麻木

当突出椎间盘刺激本体感觉或触觉纤维时，常引起肢体麻木，疼痛感觉较少见。麻木感觉区常按受累神经区域皮节分布，但与神经根受压的严重程度无直接关系，常见部位为小腿外侧及足部（图 7-7）。

（四）肌肉瘫痪

当突出椎间盘压迫神经根时间较长且较严重时，常导致该神经麻痹，所支配的肌肉常有不同程度的瘫痪症状。常见有腰$_4$、腰$_5$ 椎间盘突出，腰$_5$ 神经根受压麻痹，出现胫前肌，腓骨长、短肌，伸踇长肌及伸趾长肌不同程度瘫痪，甚至出现足下垂，其中以伸踇长肌瘫痪，踇趾不能背伸最常见。腰$_5$、骶$_1$ 椎间盘突出，可引起腰$_1$ 神经根受累，腓肠肌和比目鱼肌肌力减弱，可表现为踇趾跖屈肌力减弱，小腿三头肌肌力可无明显影响。

（五）跛行

常有跛行步态，严重者不能行走或需扶拐，行走时躯干僵硬，向前或向一侧倾斜，患肢不能正常迈步及负重，伴有腰椎管狭窄者则表现为间歇性跛行。

（六）腰肌痉挛、脊柱畸形和活动受限

常有一侧或两侧腰肌痉挛，同时脊柱腰段生理性前凸减小或消失，严重者可有后凸畸形。此外，约 65%有脊柱侧弯畸形，侧弯的方向一般取决于髓核突

出位置与神经根的关系。如髓核突出位于神经根的外前方（根肩型），脊柱则向健侧弯、凸向患侧；如髓核突出位于神经根的内前方（根腋型），脊柱则向患侧弯、凸向健侧，脊柱前屈、后伸活动均可受限。

腰肌痉挛和脊柱畸形均属继发性适应性改变以缓解疼痛，在椎间盘突出症治愈后，畸形就会随之消失，逐渐恢复正常形态。

（七）马尾神经损伤

中央型腰椎间盘突出或纤维环完全破裂，大块纤维环髓核碎片脱入椎管者，可引起突出平面以下的马尾神经严重受压，出现广泛的神经根和马尾神经损害症状和体征。早期表现为双侧典型坐骨神经痛，会阴部麻木，排便、排尿不畅，随后疼痛消失而小腿和足部肌肉广泛萎缩、无力，甚至完全瘫痪。括约肌功能障碍，男性可出现功能性阳痿，女性出现假性尿失禁，跟腱反射也常减弱或消失。

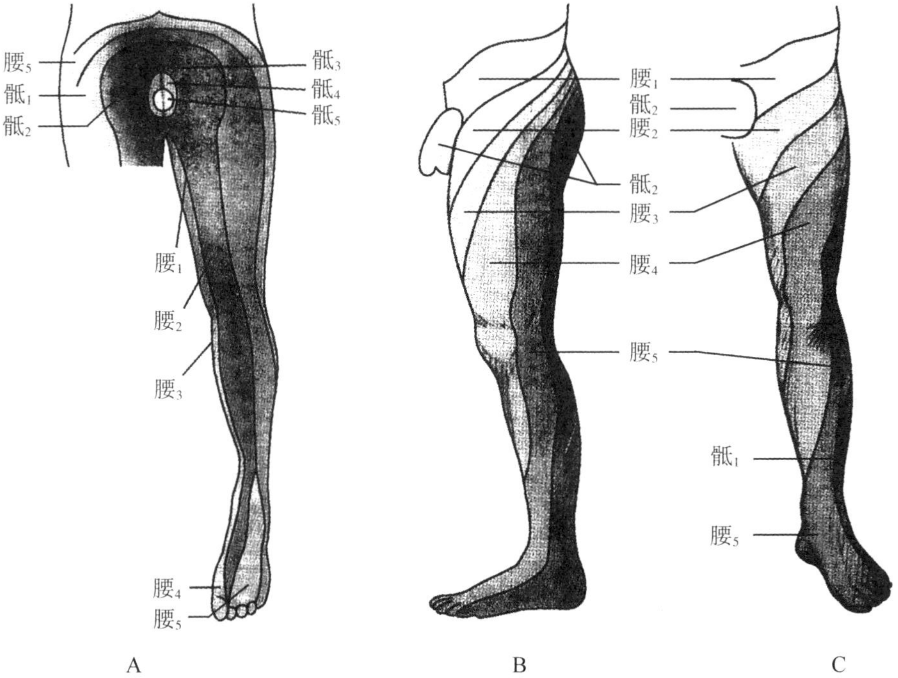

图 7-7　腰椎间盘突出时的感觉障碍按受累神经区域皮节分布

六、体格检查

（一）步态

症状较轻者，行走步态常稍为拘谨，症状严重者多取躯干前倾、臀部凸向一侧的姿势，同时可伴有跛行。

（二）脊柱外观

为使突出组织向后凸的张力减小，以减轻对神经根的刺激，常出现生理性前凸变浅甚至完全消失或反常。当突出椎间盘在神经根内侧即腋部时，腰椎凸向健侧，可使神经根松弛，减轻突出物的压力。当突出椎间盘在神经根的外侧即肩部时，腰椎凸向患侧，使患侧纤维环紧张和髓核部分还纳，以减轻椎间盘对神经根的压迫。故腰椎间盘突出症患者常可出现腰椎侧弯，其中以腰$_4$、腰$_5$椎间盘突出症最为常见，但对于腰$_5$、骶$_1$椎间盘突出症则不明显。

（三）腰椎活动

腰椎间盘突出症的腰椎各方向的活动度都有不同程度的减小，但在腰椎侧凸时，腰椎向凸侧对侧侧弯时可不受限。纤维环未完全破裂者，腰椎后伸受限较为明显，因为前屈时后纵韧带紧张及椎间隙后方加宽，突出的髓核前移，对后方神经根的压迫减轻，而在后伸时后方间隙狭窄而突出物更为后凸，加重了对神经根的刺激与压迫。腰椎间盘完全破裂者则腰椎前屈受限明显，因为腰椎前屈时，更多的髓核物质可从破裂的纤维环向后方突出而压迫神经根引起疼痛。

（四）压痛

在病变间隙的棘突旁1~2cm处，常有明显压痛点，深压痛点可向同侧臀肌和下肢沿着坐骨神经分布区放射，原因是深压时刺激了骶棘肌中受累神经的背根神经纤维而产生感应痛。这种压痛点在腰$_4$、腰$_5$椎间盘突出较腰$_5$、骶$_1$椎间盘突出更为明显。

（五）感觉减退

感觉障碍常按受累神经根支配区分布，如腰$_4$神经根受损，表现为大腿内方、膝内侧和小腿内侧感觉障碍。腰$_5$神经根受损，则为小腿外侧、足背前内方和踇趾感觉障碍。骶$_1$神经根受损，可有足外侧、小趾及足底感觉障碍。

（六）肌肉萎缩

当神经根受到压迫时，由于神经末梢营养的变化，可导致神经根所支配的肌肉如胫前肌、腓骨长、短肌，伸踇长肌及伸趾长肌、腓肠肌等发生不同程度的肌肉萎缩。另外，由于患肢活动减少，可导致失用性肌萎缩，常见有股四头肌的萎缩。

（七）肌力改变

腰$_4$、腰$_5$椎间盘突出症，踇趾背伸肌力明显减弱，甚至踝关节背伸无力。腰$_5$、骶$_1$椎间盘突出症可有踇趾屈肌力减弱，小腿三头肌肌力较少有改变。

（八）腱反射减弱或消失

深反射减弱和消失与神经功能障碍的严重程度有关。在腰$_3$、腰$_4$椎间盘突出症，由于腰$_4$神经根受累，常出现膝反射减弱或消失的现象；腰$_5$、骶$_1$椎间盘突出症，由于骶$_1$神经根受累，可出现跟腱射减弱或消失的现象。

（九）特殊检查

1. 直腿抬高试验（Laseque 征）

患者仰卧，将患肢置于轻度内收、内旋位。检查者一手握住踝部，一手置于膝上，保持膝关节处于完全伸直位，缓慢抬高患肢，当出现坐骨神经痛时记录下肢抬高的度数。正常下肢抬高≥70°时，均不出现坐骨神经痛，当抬高<70°时出现坐骨神经痛，即为阳性。椎间盘突出症时抬高试验阳性的敏感性为 80%~99%，年轻人较老年人更为敏感。

2. 直腿抬高加强试验（Bragaid 征）

患者仰卧，检查者一手握住患者踝部，另一手置于膝上，保持膝关节伸直位，抬高下肢的同时缓慢屈曲膝关节，达到一定角度，患者感到下肢有沿坐骨神经放射痛时，稍放低直腿抬高角度，检查者再用手握住足前部，背伸踝关节，如再次引起坐骨神经痛即为阳性。

3. 健肢抬高试验（Fajersztajn 征、Radzikowski 征、Bechterew 征）

患者仰卧，当健侧直腿抬高时，患侧出现坐骨神经痛者为阳性，突出的椎间盘在肩部时可为阴性。

4. 股神经牵拉试验

患者俯卧，患侧膝关节保持屈曲、过伸髋关节，如出现股前侧放射痛则为阳性。提示组成股神经的腰神经受累，此检查阳性常见于腰$_2$、腰$_3$和腰$_3$、腰$_4$椎间盘突出症，腰$_4$、腰$_5$和腰$_5$、骶$_1$椎间盘突出一般为阴性。

5. 腘神经压迫试验

患者仰卧，检查者一手握住患者踝部，另一手置于膝部，保持膝关节伸直位，行直腿抬高试验，患者感到下肢有沿坐骨神经放射痛时，稍放低直腿抬高角度，使放射痛刚刚消失，检查者手指压迫位于股二头肌腱内侧走行的腘神经，引起腰和下肢放射痛为阳性。

6. 屈颈试验（Lindner 征）

患者取坐位或半坐位，两下肢伸直，向前屈颈引起患肢的放射性疼痛者即为阳性。

7. 仰卧挺腹试验

患者仰卧，做挺腹抬臀动作，使臀部和背部离开床面，出现患肢坐骨神经痛为阳性。必要时可做一些附加动作如咳嗽等来加强对神经根的刺激，从而引发疼痛。

七、影像学检查

（一）X 线检查

在 X 线片上，椎间盘透光度大，不能直观地显示椎间盘的病理形态，但可以显示椎间盘退变突出的间接征象及与椎间盘突出相关的发育异常等。常规腰椎正、侧位 X 线片疑有腰椎弓峡部不连者，还需摄腰椎左、右斜位片。

1. 正位片

正位片上可见脊柱侧弯畸形，其侧弯方向与髓核突出位置和神经根的关系有关，侧弯度最凸点常与突出间隙一致。

2. 侧位片

侧位片可见腰椎生理前凸减小或消失，严重者甚至后凸，以病变间隙上下相邻的两个椎体最为明显。可出现典型的“前宽后窄”现象。

（1）可见椎体前、后上下缘骨质增生，呈唇样突出，小关节突增生、肥大、硬化，椎间盘纤维环或突出物钙化。

（2）可发现引起神经病变的其他异常，例如腰椎肿瘤、结核、椎间盘炎等。

（二）脊髓造影

曾经作为诊断椎间盘突出较常用的影像学检查方法，随着 CT 和 MRI 的发展，目前脊髓造影主要在怀疑有椎管内病变或临床检查与其他检查相矛盾使诊断有疑问时使用。此外，脊髓造影还用于手术后椎管狭窄的检查，脊髓造影后与 CT 扫描结合诊断有一定临床意义。

（三）CT 扫描

CT 检查对椎间盘突出的诊断准确率为 80%～92%，照射剂量小，基本无害。应用具有软组织窗、高分辨率的 CT 检查图像，可清楚地显示不同层面椎间盘的形态，与神经根、硬膜囊的关系，黄韧带、椎间关节囊及硬膜外脂肪的影像，应用骨窗还可显示骨质的病变，对极外侧型椎间盘突出症的诊断较为可靠。但须强调，CT 检查必须结合临床病史、体征及普通 X 线片来进行判断，才能提高诊断的准确性。

典型椎间盘突出的 CT 图像表现为（图 7-8）：

（1）向椎管内呈丘状突起，软组织肿块影或异常钙化影，神经根鞘和硬膜囊受突出物挤压移位等。

（2）CTM 即 CT 加脊髓造影，可使硬膜囊和神经根袖显影，用于观察神经组织与神经通道的关系，在神经通道狭窄的层面表现为无造影剂充盈，有造影剂充盈的层面则无狭窄。

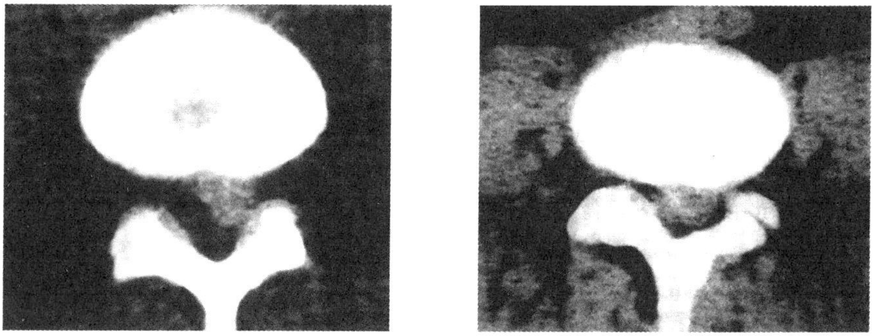

A.旁侧型　　B.中央型

图 7-8　典型椎间盘突出的 CT 图像

（四）MRI 检查（图 7-9）

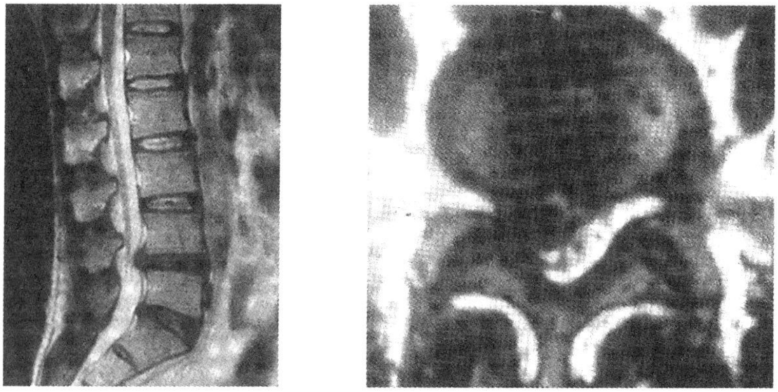

A.矢状面　　B.横断面

图 7-9　椎间盘突出的 MRI 图像

MRI 是椎间盘突出症较为精确、简单的无创性检查手段。

椎间盘突出都有退行性病理改变，在 MRI 中，椎间盘退变在 T_2 加权像显示为低信号。如 T_1 加权像低信号，T_2 加权像高信号则提示骨的炎性反应；T_1 加权像上高信号，T_2 加权像上中等信号为提示黄骨髓成分增多；T_1 和 T_2 加权像上均为低信号提示骨硬化。必须注意，正常中年人也均有椎间盘退变现象，故椎间盘退变影像并不能即诊断为椎间盘突出症。

1. 优点

（1）可明确显示椎间盘突出的类型。

（2）了解髓核碎块进入椎管后移动的位置和硬膜受压的部位和程度。

（3）全脊髓 MRI 检查，可一次性显示多节段病变，对于与椎管狭窄、椎管内良、恶性肿瘤如神经鞘瘤、脊膜瘤的鉴别具有较好的效果。

2. 限制

对皮质骨、钙化或骨化组织呈低信号，不能全面清晰显示。对椎间盘突出伴有的侧隐窝狭窄及极外侧型椎间盘突出症诊断阳性率和准确率较低，需与 CT 扫描结合应用，才能获得较高的准确率。

（五）其他检查

包括电生理检查，如肌电图、感觉诱发电位和运动诱发电位，超声图检查、骨扫描、腰椎穿刺和脑脊液检查等，通过这些检查可排除椎间盘突出以外的病变。

八、诊断

依据病史、症状和体格检查，结合全腰椎影像学检查，可诊断典型的腰椎间盘突出症。随着 CT 和 MRI 技术的进步和普及，脊髓造影和椎间盘造影属于有创检查，除须对椎间盘源性疼痛的诊断和多发性椎间盘突出的鉴别，目前临床已不再采用。

绝大多数腰$_4$、腰$_5$ 和腰$_5$、骶$_1$ 椎间盘突出，根据以下几点即可作出正确诊断。

（1）腰痛并发坐骨神经痛，放射至小腿或足部，直腿抬高试验阳性。

（2）腰$_4$、腰$_5$ 或腰$_5$、骶$_1$ 棘突间旁侧有明显压痛点，同时有放射性痛至小腿或足部。

（3）伸蹞趾肌力减退，小腿前外或后外侧皮肤感觉减退，胫后肌腱反射及跟腱反射减弱或消失。

（4）影像学检查排除腰椎其他骨性病变。

九、鉴别诊断

（1）骶髂关节劳损。有时与腰椎间盘突出症状混淆。可有一侧腰痛，臀部及股外侧疼痛或不适，跛行以及直腿抬高受限等症状。但无明显放射痛，小腿及足部不受影响。无肌力、感觉和反射改变。压痛部位在骶髂关节部，而不在棘突间旁侧，且无放射痛。

（2）腰椎结核。有腰痛，少数有神经根激惹症状，严重者也可并发截瘫。结核患者多有全身症状，如低热、盗汗、消瘦、血沉加快等。X 线片显示有骨质破坏、椎间隙变窄等改变。

（3）椎管肿瘤。椎管内肿瘤压迫脊髓或马尾神经，可出现神经根或马尾神经损害症状；椎管外肿瘤，如转移性骨瘤、骨巨细胞瘤、脊椎血管瘤等均可对马尾神经和脊神经造成压迫损害。肿瘤与外伤无关，神经损害症状严重而广泛，病程发展为进行性，休息不能缓解症状。可疑病例可考虑腰穿做脑脊液检查或行 CT 及脊髓造影检查。

（4）腰椎管狭窄症。间歇性肢行是该病最典型的症状，步行一段距离后，下肢出现酸困、麻木、无力，蹲下休息后才能继续行走，骑自行车和卧床时多无症状。检查可无任何异常体征，少数可有根性神经损伤表现，严重的中央型椎管狭窄可出现大小便功能障碍。应注意腰椎间盘突出症常与椎管狭窄同时存在，发生率高达 40% 以上。主要须依据临床判断，必要时做 CT 或脊髓造影检查。

十、治疗

（一）保守治疗

保守治疗为椎间盘突出症的基本疗法，大多数患者经保守治疗后可获得缓解或治愈。

1. 适应证

（1）初次发病或病程短。

（2）虽病程长，但症状和体征较轻。

（3）由于全身性疾病或局部皮肤疾病，不适合实施手术。

2. 一般治疗

适用于症状较轻患者。包括卧床休息、腰背肌过伸功能锻炼和腰部支具限制。

3. 药物治疗

可选用松弛肌肉、止痛、镇静药物，也可应用舒筋活血的中药制剂。目前应用较多的是非甾体类药物和选择性 COX-2 抑制剂，前者可抑制前列腺素 COX-1 和COX-2 的合成，减轻炎症反应，缓解症状。后者则通过单纯抑制 COX-2 而达到治疗效果。

4. 牵引疗法

（1）适应证：适用于腰椎间盘突出症并发有腰椎小关节紊乱、腰椎假性滑脱。

（2）禁忌证：孕妇、重度腰椎间盘突出症、脊椎滑脱症、腰椎结核或肿瘤、严重心脏病、活动期肝炎或明显肝脾肿大。

（3）常用方法：仰卧于牵引床上，暴露腰部，胸和臀部分别固定于牵引床的胸腰板和臀腿板上，患椎间隙与床的胸腰和臀腿板间隙对应。依据患者的性别、年龄、身体状况、症状、体征及影像学检查，设置治疗参数。

（4）术后：牵引后平卧于硬板床上，腰部腰围制动，一般认为应绝对卧床20日至2个月不等。

5. 物理治疗

物理治疗有镇痛、消炎、促进组织再生、兴奋神经肌肉和松解粘连等作用，在椎间盘突出症的治疗中具有重要的作用。常用方法有高、中、低频电疗法及红外线疗法等。

6. 推拿、针灸疗法

推拿与针灸均为中医学的重要组成部分，用于治疗腰椎间盘突出症具有悠久的历史，并取得良好治疗效果。

7. 硬膜外腔或骶管注射封闭疗法

（1）适应证：适用于大多数椎间盘突出症，治疗有效率为80%左右。

（2）禁忌证：全身急性感染、活动性肺结核、封闭部位的皮肤或深部组织炎症、体质极度衰弱。

（3）治疗方法：硬膜外腔注入利多卡因类麻醉药物及少量激素，抑制神经末梢的兴奋性，同时改善局部血液循环，减轻局部酸中毒，达到止痛目的。治疗有效可1~2周后再注射1次，一般不超过3次，经多次注射治疗无效者，应考虑系广泛致密的粘连，需改用其他治疗方法。

（二）手术治疗

经保守治疗无效，症状较重且影响生活和工作，或经保守治疗后病情加重者，应采用手术治疗。自1934年报道手术治疗腰椎间盘突出症获得成功以来，经过长期探索，腰椎间盘突出症的手术治疗获得很大进步，从传统的开放式髓核摘除术到内镜下微创手术、人工椎间盘置换术，再到椎间盘的生物学治疗，腰椎间盘突出症的手术治疗已越趋完善。但是，手术的目的不是治愈，而是解除腰腿痛症状，因为手术的本质并不能终止导致椎间盘病突出的病变过程，也不能完全恢复腰部的生理状态。

1. 适应证

（1）腰腿痛病史超过半年，并经过至少6周以上的正规保守治疗，疼痛无缓解，直腿抬高试验阳性无改善或神经症状继续加重。

（2）有严重下肢肌力减弱及马尾神经损害，明显影响生活或工作。

（3）并发腰椎峡部裂及脊椎滑脱、较严重的退变性脊椎滑脱、脊椎节段性失稳和腰椎管狭窄。

（4）原位复发的腰椎间盘突出。

（5）病史虽不典型，经 CT 及脊髓造影检查确诊为较大椎间盘突出。

（6）初次手术失败，症状复发且有加重趋势，应尽早明确原因，再次手术。

（7）突出的髓核出现骨化，较重的高位腰椎间盘突出症，极外侧型腰椎间盘突出症，伴有软骨板破裂，可适当放宽手术限制。

2. 禁忌证

（1）并发有严重心、肺、肝、肾疾病。

（2）有较广泛的纤维组织炎、风湿性疾病。

（3）神经精神性疾病。

3. 开放式髓核摘除术

传统后路腰椎间盘髓核摘除术仍是目前最常用和可靠的手术方法之一。

（1）手术方法：包括开窗法、半椎板及全椎板切除术。①开窗法，软组织分离少、骨质切除局限、对脊柱稳定性影响较小，大多数椎间盘突出均可以采用。②半椎板切除，多用于单侧椎间盘突出累及神经根管，需较广泛探查或减压者。③全椎板切除，适用于中央型腰椎间盘突出并发椎管狭窄、累及神经根管者。

（2）术后处理

1）术后 24~48 小时拔出引流。

2）术后 24 小时内，须严密观察双下肢及会阴部神经功能的恢复情况，如有神经受压症状且进行性加重的情况，应立即手术探查，防止因长时间神经受压出现不可逆性瘫痪。

3）卧床时间根据手术方式决定。一侧椎板开窗，因未涉及关节突关节的切除，卧床 2 周后即可下地活动：一侧椎板切除并一侧关节突关节切除或全椎板切除，应卧床 2 个月；双侧半椎板切除并关节突切除或全椎板切除并关节突切除，须卧床 3 个月，至少半年后才能从事体力劳动。

4. 经腹入路腰椎间盘摘除术

包括腹膜后入路和腹膜内入路，后者已少用。由于存在手术部位出血、血肿引起神经根粘连，不能完全摘除病变的椎间盘，以及后路的骨窗造成脊柱后侧结构不稳定等原因，因而提出经前侧入路行腰椎间盘摘除术。

（1）优点

1）能较好暴露整个椎间隙和软骨板。

2）可同时处理腰$_4$、腰$_5$ 和腰$_5$、骶$_1$ 椎间盘。

3）可在椎间盘摘除后植骨，保持椎间隙宽度并达到骨性融合。

4）容易控制椎管内椎静脉出血。

5）可同时处理退行性脊椎滑脱。

（2）限制

1）手术创伤较后路手术大。

2）术中可能损伤腹下神经丛，对于男性可引起性功能障碍。

3）术后恢复期较长。

（3）术后处理

1）严格卧床3个月，椎体间骨性融合后方可离床活动。

2）手术后早期易发生肠麻痹，可注射新斯的明0.5mg，每隔半小时1次，共3次。须预防下肢血栓性静脉炎。

5. 微创脊柱外科治疗

包括显微内镜下腰椎间盘切除术、经皮穿刺腰椎间盘切除术、经皮激光腰椎间盘汽化减压术、经皮射频消融腰椎髓核成形术和腰椎间盘髓核化学溶解术等。

十一、疗效分析

1. 手术效果

腰椎间盘突出症外科治疗的方法，不论是开放或是微创手术手段，目的都是摘除突出的髓核致压物，达到解除神经根受压、缓解腰痛及下肢放射痛等症状。临床实践证明，绝大多数（80%以上）效果是良好和持久的。据资料报道，对腰椎间盘突出施行髓核摘除术后平均12.7年的随访结果，开窗组的优良率为77.3%，半椎板组为84%~86%。恢复工作后，椎间隙高度在术后9年平均丢失36%，未发现椎间不稳定。

2. 术后腰痛

目前，部分对腰椎间盘突出行摘除髓核的同时，做该椎间隙的融合或融合器治疗合并椎弓根钉固定，其理由是腰椎间盘髓核摘除后，该椎间隙进一步狭窄，将发生腰痛或者出现不稳定，为预防其发生而行融合及内固定。

对于腰椎间盘突出髓核摘除后是否一定发生椎间隙狭窄性腰痛和不稳定的问题，有学者提出不同看法。据金大地等2003年报道一组手术治疗腰椎间盘突出症和腰椎管狭窄症2 560例，术后并发症发生率约为5%，其中仅2例全椎板切除者分别在术后4~5年出现腰椎$_{4\sim5}$ Ⅰ°滑脱。另有靳安民等报道，手术治疗腰椎间盘突出症7 235例，术后随诊，腰椎不稳发生率<1%。以上两组近万例的病例，均未提及术后及远期出现腰痛的问题。由此可见，影响治疗效果的主要因素是髓核摘除不彻底以及发生神经根损伤、马尾损伤、神经根粘连和椎间盘炎等。据以上两组病例可见，腰椎间盘的髓核摘除后，并发持续腰痛及滑脱

者极少，预防性融合及内固定缺乏足够的理论依据和实际病例支持。

3. 术后椎间隙变窄

关于椎间盘突出髓核摘除后出现的椎间隙变窄，可视为一种正常生理性变窄。椎间盘突出多发生于中老年人群，资料报道平均为45.8岁，人在中年之后，由于椎间盘逐步退变及纤维化而变窄，至老年时身高可降低5~8cm不等，老年人因椎间盘退变而稳定性较差，从而代偿性发生骨质增生以增加椎间接触面积而达到增加稳定的效果。此时发生的退变性滑脱和退变性侧凸，多数无明显症状，部分椎体边缘因为增生已自发形成骨桥连接。故可认为，没有必要对老年人腰椎间活动减少、变窄施行预防性融合。再者，做融合手术时撑开椎间隙，也可能是不必要且无益的，反而可因撑开椎间隙牵拉神经根而出现症状。椎间神经孔直径比神经根大3倍以上，故较少发生因椎间孔狭窄压迫神经根的情况。

4. 椎间融合

在治疗脊柱疾患中，为恢复腰椎生理前突，可选用椎间隙前面张开方法。融合是在没有其他治疗方法可供选择情况下的最后的手段，对脊柱破坏性疾患，如肿瘤和结核，为治愈疾病必须进行融合。而对椎间盘退变性病变，脊柱尚未失去稳定，不应当将融合治疗作为首选，首先应考虑保留脊柱活动功能的治疗方法。

第八章

脊柱的微创治疗

第一节 经皮激光椎间盘减压术

一、概述

1984年，美国的Choy首先提出经皮激光椎间盘汽化减压术治疗椎间盘突出症的设想。1987年，Choy首次报道非内镜经皮激光腰椎间盘减压术的实验和临床应用。1992年，Choy等报道采用激光进行腰椎间盘减压切除术333例，随访62个月，无一例发生严重并发症，且效果较佳。1994年，Hellinger首次将PLDD术用于颈椎病的治疗，国内朱杰诚也作了报道。相对于椎间盘突出症的其他微创治疗方法，PLDD有其独特的优势，如无化学不良反应、穿刺更简单、对正常结构损伤更小，故脊柱稳定性基本不受影响。PLDD技术以其损伤小、操作方便、术后恢复快等特点获得患者和许多骨科医师的青睐。

PLDD的作用原理是利用激光的汽化作用，使髓核组织汽化，从而降低椎间盘内的压力，来解除或缓解对神经根或脊髓的压迫，减少神经根和椎间盘周围疼痛感受器的激惹。髓核被激光汽化后经过一段时间椎间隙被软骨样纤维组织替代，这与开放性椎板切除术后病理改变相似。PLDD的有效率在75%左右，并发症约为0.4%~1%，主要是由于在激光汽化过程中所产生的热能损伤周围组织导致的一过性神经功能障碍。

（一）激光类型

激光从广义上讲也可以称为电磁波，波长为10^{-6}m，与红外线接近，为不可视光。激光仪的性能取决于：①激光沿光纤的传导能力。②组织对激光吸收、汽化能力及热能产生和传播能力。因此，选择不同性能的激光仪、光导纤维和不同的工作模式会直接影响临床疗效和安全性。目前已有不同发射机制的激光发射机用于脊柱疾病的治疗，如 CO_2 激光、Nd：YAG 激光、KTP 激光和半导体激光等。

1. CO_2 激光

其波长为 10 640nm。该激光具有良好的切割汽化能力，但没有凝固作用。由于发射 CO_2 激光需特殊的高压电源，且 CO_2 气管易损坏而需常更换，更主要的是 CO_2 激光没有良好的传输系统，限制了其临床应用。在 PLDD 开展的早期及实验研究中许多学者应用了 CO_2 激光，目前已趋向淘汰。

2. Nd：YAG 激光和 Ho：YAG 激光

这两种激光技术成熟，临床应用广泛。前者波长为 1 064nm、1 320nm，后者波长为 2 100nm。它们的共同特点是凝固效果好，汽化效果稍差。目前看来 Nd：YAG 激光应用历史更长，技术上更成熟。而从理论上讲 Ho：YAG 激光具有更大的优势，如其对周围组织的热损伤作用更小。

3. KTP 激光

其波长为 532nm。该激光对组织汽化效果好，凝固效果欠佳。由于该激光器重量及体积大，安装需特殊的高压电源以及复杂的冷却系统，在临床上应用并不广泛。

4. 半导体激光

其波长为 980nm、810nm。该激光具有良好的汽化、凝固效果。它的另一大优点是能以非常细的光纤进行传输，故可用 18G 套针进行穿刺，很适合 PLDD 操作。且激光器重量轻、体积小，搬动方便，具有良好的应用前景。

（二）作用机制

目前多数学者认为 PLDD 的主要机制在于经激光汽化部分髓核组织后，椎间盘内压大幅度下降，甚至引起突出的椎间盘组织回纳，从而减轻或消除神经根及痛觉感受器的压迫和刺激，使临床症状缓解或消失。椎间盘自身具有明显的容积弹性模数特性，即很小的体积改变就可导致较大的压力变化。Nerubay 等对 20 个经 CO_2 激光照射后的犬椎间盘内压进行测定后发现，$L_{2\sim3}$ 椎间盘内压下降 10%～55%，而 $L_{4\sim5}$ 椎间盘内压下降 40%～69%。髓核汽化纤维环弹性回缩，要求纤维环具有良好的弹性，能在脊柱活动椎间盘压力变化时随之变化，若椎间盘严重退变，纤维环失去弹性，均不能达到预期的临床效果。

二、经皮激光颈椎间盘汽化减压术

（一）所需器材

主要由穿刺针和激光机及其附属设备组成：

（1）激光器 1 台，目前国内多选用半导体激光治疗系统，波长为 810nm，功率为15W。

（2）光导纤维1根，直径400μm。

（3）观察镜1个，监视激光发光。

（4）直径18G、长度15cm带芯穿刺针1根。

（5）Y形三通管1个。

（二）手术适应证

需同时符合以下几项：

（1）肩颈部疼痛、沉重伴上肢根性酸胀、灼痛、麻木等症状。

（2）包容型颈椎间盘突出单纯性膨出，纤维环完整。

（3）临床症状和体征与CT、磁共振等影像学诊断一致。

（4）保守治疗2个月无明显疗效。

（三）手术禁忌证

（1）纤维环破裂，椎间盘脱出或游离至椎管内。

（2）骨性椎管狭窄，椎间盘钙化、骨赘或后纵韧带骨化压迫。

（3）脊髓受压严重。

（4）精神异常或心理障碍者。

（5）出血倾向、严重心脑血管疾病。

（6）严重脊髓受压。

（四）操作步骤

1. 体位。仰卧位，颈肩部垫薄枕使头颈稍后伸。

2. 麻醉。2%利多卡因5mL经皮肤、皮下组织、肌筋膜直达椎前外侧进行局部浸润麻醉。

3. 定位。应用C形臂X线机，先在颈椎正位定位，调整X线机显示出最大病椎间隙，正位定位时应从C_7向上依次确定椎间隙，侧位定位时应从C_2向下依次确定椎间隙。采用右前方入路，在椎间盘平面取颈动脉鞘与内脏鞘之间为穿刺点。将气管和食管推向对侧，注意避开颈部血管、气管和食管。

4. 颈椎间盘穿刺解剖特点。颈动脉鞘与食管气管间间隙的存在，是进行颈椎间盘微创介入技术治疗的解剖基础。该间隙内无重要血管、神经等结构，施术时向两侧推移气管、颈动脉，可使该间隙增大。向深部椎前挤压皮肤，可使部分走行于该间隙的血管、神经等被推移离开穿刺针道。因此，经该间隙穿刺比较安全。

$C_{2\sim3}$椎间盘前方毗邻体积较大的咽腔，且其前外侧结构复杂，在颈动脉鞘和咽腔之间有横行走向的舌动脉、面动脉及舌骨大角。因此，这一间隙的穿刺有一定的困难，如果勉强进行穿刺，则有可能损伤面动脉和舌动脉，或刺入咽腔或经过血供丰富的颈长肌进入椎间盘内，导致术中、术后出血，从而产生严重的后果，如呼吸困难等。事实上 $C_{2\sim3}$ 椎间盘突出极其罕见，如果遇到这一间隙的椎间盘突出，宜采用传统术式。$C_{3\sim4}$ 椎间盘水平，颈动脉鞘与甲状软骨上角毗邻，两者存在由疏松结缔组织相隔的间隙。临床上往往只需要轻轻向对侧推移甲状软骨上角，在颈动脉内侧进针，就可顺利地进入椎间盘内切除髓核。颈椎间盘突出最多发生在 $C_{5\sim6}$，其次为 $C_{4\sim5}$ 和 $C_{6\sim7}$。在这三个椎间隙水平，颈总动脉与甲状腺侧叶外缘毗邻。由于甲状腺侧叶的特殊解剖特点，使得在 $C_{4\sim5}$、$C_{6\sim7}$ 椎间盘水平，甲状腺与颈总动脉在自然状态下（与外力推移状态相对应）存在明显的间隙可供穿刺。在 $C_{5\sim6}$ 椎间盘水平，尽管两者有一定程度的重叠，但颈总动脉与甲状腺之间由疏松结缔组织相连，稍加外力则可把颈总动脉和甲状腺向两侧推开，就能找到一个潜在的间隙供穿刺进针。$C_7\sim T_1$ 椎间盘穿刺时，尽管在此水平左右两侧颈总动脉与气管或甲状腺之间的间隙较大，穿刺进针比较容易，但此平面左侧有胸导管横过，而且其行径不很恒定，故左侧入路可能损伤胸导管，导致淋巴液渗漏。食管在 C_6 椎体水平续于咽以后，一般沿颈椎左侧下行，偶尔沿椎体正前方下行，罕见沿椎体右侧下行。因此 $C_7\sim T_1$ 的椎间盘突出以右侧入路为宜，既可以避免食管损伤，又能防止胸导管损伤。当将颈前外侧皮肤向深部由颈动脉鞘与气管及食管之间的间隙满意地挤压向颈椎体表面时，椎间盘穿刺通过的理想层次是：皮肤、浅筋膜及颈阔肌、封套筋膜、胸锁乳突肌前缘与舌骨下肌群外缘之间的间隙、气管前间隙外份、气管前筋膜外份、咽旁间隙（即颈动脉鞘与甲状腺侧叶、喉及气管、咽及食管之间的疏松结缔组织间隙，属咽后间隙向两侧延伸的部分）、椎前筋膜、椎前肌（主要是颈长肌和头长肌）、椎前间隙、前纵韧带、椎间盘纤维环、髓核。

5. 术前检查光纤。用穿刺针在 X 线透视或 CT 引导下取与躯干正矢状面约 45°进针，刺入病变椎间隙中心部，正位位于棘突附近，侧位位于椎间隙中央。

6. 置入光导纤维。正侧位透视证实穿刺针位置准确后，退出穿刺针芯，安装置入激光光纤，固定在穿刺针内。激光光导纤维经穿刺针腔置入颈椎间盘髓核的适当位置。将光导纤维连接到激光器上，并打开和调试激光器的各参数。

7. 汽化髓核。以半导体激光器为例，将激光功率调至 15W，脉冲持续时间 1.0 秒，脉冲间隔时间 5 秒，消融能量控制在 600~1 000J 之间。

8. 汽化注意事项。汽化过程中要不断调整激光纤维的深度和解度，以便能在预设能量范围内扩大汽化腔，汽化深度约 1mm。

9. 退针。达到治疗能量后退出光纤和穿刺针，按压针眼 3 分钟，包扎穿刺口。

（五）操作注意事项

（1）应从患侧穿刺，有利于突出椎间盘的汽化。

（2）局部麻醉注射时要反复回抽，避免将药物注入血管；穿刺进针时，用手指在胸锁乳突肌和气管之间向椎体表面压紧，使气管和食管向中线移动，颈动脉向外侧移动，避免刺伤血管、食管。

（3）汽化过程要在X线透视下严密监视，防止意外灼伤。穿刺定位必须精确，穿刺针位于上下软骨板中央并与之平行，防止损伤软骨板。

（4）照射前应检查光导纤维尖端是否超出穿刺导针尖端3mm以上，否则激光导致金属穿刺针发热会灼伤针道周围组织。

（5）穿刺和汽化过程中应随时询问患者的感觉，如有异常要查明原因后再继续操作。热效应是激光汽化髓核组织的热能扩散对周围组织的刺激反应，随着照射时间和剂量的递增，大多数患者有一个反应过程。当患者主诉颈、肩、臂有发热感、酸胀或微痛时，可暂停照射，拔出光纤，使椎间盘内散热，或用注射器抽吸间盘内液体及气体，或稍移动针尖位置再进行照射；当患者出现上肢热、疼痛或照射剂量接近1 000J时，应终止照射。

（6）在汽化过程中可有稀薄的烟雾从针管或三通管冒出，术者可嗅到焦煳味。患者有胀痛感时应及时经三通管抽出气体，或通过延长脉冲间隔时间让气体自然向外弥散，以减轻因气体积聚引起的椎间盘内压力骤升所造成的疼痛不适。

（7）每次调整针尖方向、位置时必须先拔出光导纤维，调整穿刺针并确认满意后再插入光纤，以避免折断光纤尖端。

（六）术后处理

（1）严密观察生命体征和肢体运动、感觉变化。

（2）卧床休息1~2天，起立时颈托保护2~3周。

（3）给予口服抗生素3天。

（4）如有神经根水肿症状，可静脉滴注七叶皂苷钠，共3~5天。

（5）如仍有症状，枕颌吊带行颈椎牵引2~3周。

（七）并发症防治

（1）颈动脉损伤。拔针后压迫10分钟，如无出血，重新穿刺完成手术。

（2）脊髓神经灼伤。由穿刺位置不正确造成，要注意透视引导。如有损伤，术后给予营养神经药物治疗。

（3）脊髓压迫。极少发生，多为术中髓核气体排出不畅导致髓核突出加重所致。因此，术者应及时经三通管抽出气体，或通过延长脉冲间隔时间让气体自然向外弥散。

（4）术中疼痛。多由气体积聚或长时间烧灼，局部温度过高和（或）压力增加所致。若患者出现疼痛，应及时停止汽化并排气。

（5）颈部血肿。多为甲状腺出血。术前应检查出凝血时间，术中操作要轻柔，拔针后要按压以利止血。

（6）椎间盘炎。PLDD 为高温环境，椎间盘炎的发生率极小，病因不十分明确。预防措施包括术中注意无菌操作，术前和术后抗生素预防感染。

三、经皮激光腰椎间盘汽化减压术

（一）所需器材

同经皮激光颈椎间盘汽化减压术。

（二）手术适应证

需同时符合以下几项：

（1）腰腿痛、跛行、感觉异常且腿痛重于腰痛等临床症状明显。

（2）有脊神经受压的阳性体征，如直腿抬高试验、蹈趾伸屈试验等。

（3）包容型腰椎间盘突出单纯性膨出，纤维环完整。

（4）临床症状和体征与 CT、磁共振等影像学诊断一致。

（5）经保守治疗 3 个月无效或反复发作。

（三）手术禁忌证

（1）突出的椎间盘已钙化。

（2）纤维环破裂，髓核组织脱出或游离于椎管内。

（3）合并腰椎管狭窄。

（4）椎间盘突出导致肌力下降，足下垂或膀胱直肠等功能障碍。

（5）精神异常或心理障碍者。

（6）有出血倾向、严重心脑血管疾病。

（四）操作步骤

（1）体位。患者俯卧或侧卧位。

（2）麻醉。2%利多卡因 5mL 经皮肤、皮下组织、肌筋膜直达三角工作区附近进行局部浸润麻醉。

（3）术前检查光纤。透视下定位，病变椎间隙后正中线患侧旁开 8～12cm，L_5～S_1 椎间盘旁开 6～8cm 标记穿刺进针点。

（4）腰椎间盘穿刺解剖特点。$L_{3\sim4}$、$L_{4\sim5}$椎间盘的左前方为腹主动脉，右前方为下腔静脉，左右腰交感干分别位于椎间盘与腹主动脉、下腔静脉之间。两侧为腰大肌及其筋膜、壁腹膜的腰部及腹腔脏器。腰丛位于腰大肌的深层，横突的前方，腰丛和横突间有少量肌纤维。$L_5 \sim S_1$ 椎间盘前厚后薄，前面隔壁腹膜与腹腔脏器相邻。两侧为髂腰肌、L_5 神经根、髂总静脉和髂总动脉。L_5 神经根自 $L_5 \sim S_1$ 椎间孔穿出行于 L_5 横突、髂腰韧带与骶骨翼之间形成的拱形隧道内。$L_{3\sim4}$、$L_{4\sim5}$椎间盘穿刺点为旁开后正中线 8～12cm。进针方向与矢状面夹角为 45°～60°，深度为 11～13cm。在该范围内穿刺，进针入路依次为皮肤、浅筋膜、腰背筋膜、骶棘肌、横突间肌及韧带、腰方肌和腰大肌，斜向内进入三角工作区，沿下椎体上缘进入椎间盘达髓核中心。穿刺过程中没有重要血管 $L_5 \sim S_1$ 椎间盘位置较低，由于髂嵴阻挡，穿刺针很难在侧方进入椎间盘，需要在髂后上棘上方 1～2cm 选择穿刺点，旁开后正中线 6～8cm。进针方向与矢状面夹角约为 45°～60°，与水平面呈向前下 15°～20°，深度为 8～10cm。有时可能仍会遇到穿刺失败，可以采用 Onik 的弧形穿刺法、髂骨钻孔法或前入路法。

腰脊神经从相应椎体的椎弓根下方穿出椎间孔向前下方斜行越过椎间盘纤维环，与下一椎体的上缘及其上关节突构成一个无重要结构的安全三角区，且表面无骨性结构阻挡，这是经皮椎间盘穿刺的重要解剖结构。

（5）进针。用穿刺针在 X 线透视或 CT 引导下取与躯干正矢状面约 45°～60°进针，刺入病变椎间隙中心部，正位位于棘突附近，侧位位于椎间隙中央或中后 1/3 处。

（6）置入激光光纤。正侧位透视证实穿刺针位置准确后，退出穿刺针芯，置入激光光纤，固定在穿刺针内。激光光导纤维经穿刺针腔置入腰椎间盘髓核的适当位置。将光导纤维连接到激光器上，并打开和调试激光器的各参数。

（7）汽化髓核。以半导体激光器为例，将激光功率调至 15W，脉冲持续时间 1.0 秒，脉冲间隔时间2～10 秒。激光总能量可根据椎间盘突出的大小和变性程度控制在 1 200～1 600J 之间。

（8）汽化注意事项。汽化过程中要不断调整激光纤维的深度和方向，以便能在预设能量范围内扩大汽化腔，一般汽化腔直径 1cm 左右为宜，尤其要尽量使椎间盘后部的髓核汽化。

（9）退针。达到治疗能量后退出光纤和穿刺针，包扎穿刺口。

（五）操作注意事项

同经皮激光颈椎间盘汽化减压术。

（六）术后处理

（1）卧床休息 1～2 天，3～5 天出院，可根据患者情况而定。

（2）使用抗生素 3 天以预防感染。

（3）明显腰痛者予以止痛药或低频理疗治疗。

（4）如有神经根症状，可静脉滴注七叶皂苷钠，共 3～5 天。

（5）半年内加强腰部的适应性康复计划，正确进行腰部动作，避免重体力劳动和腰部的过度活动。

（七）并发症防治

（1）术中腰部胀痛。术中腰痛发生率约为56.9%，经抽吸减压后缓解，考虑为激光汽化产生的气体增加髓核压力所致，及时抽吸减压即可。术中抽吸能有效避免或减轻气体对椎间盘周围组织的损伤作用，其机制可能是由于负压的作用，术中PLDD汽化所产生的炽热气体能及时引出体外，减少热量在体内的聚集，更重要的是避免炽热气体向椎间盘周围潜在间隙中的弥散，有效防止热损伤的发生，同时也防止了蛋白质中的硫、氮等成分在汽化过程中产生的氧化产物给组织带来的可能损伤反应。

（2）术后腰背痛。大约有60%的患者治疗后可出现腰背痛，多数程度较轻。其原因可能与热损伤引起椎间盘组织肿胀和水肿（即反应性椎间盘炎）有关或椎间盘内残留气体或穿刺创伤有关。一般无须特殊处理，数天后自行缓解。个别无菌性椎间盘炎引起的较剧烈的腰背痛，使用抗生素和止痛治疗后可消退。

（3）腰部肿胀。常为反复穿刺损伤或出血所致。腰神经根周围的腰动脉脊支、腰升静脉和腰旁静脉丛结构是穿刺中发生出血的解剖基础。因此要警惕对腰部血管的损伤，穿刺时尽量避开腰神经及周围血管结构。烧灼完毕后，拔针前用力抽吸并在负压情况下拔穿刺针出椎间盘后，无须继续负压抽吸拔针，以减少出血。

（4）神经根损伤和交感神经反射消失。穿刺和激光的热损伤都可能造成神经根或交感神经的功能障碍，虽然发生率低，但有个别患者的神经损害不易恢复，应引起高度重视。术前精确定位、术中缓慢穿刺、汽化过程中严密监视是预防这类并发症的有效措施。

（5）椎间盘炎。PLDD为高温环境，椎间盘炎的发生率极小。预防手术包括术中注意无菌操作、术前和术后抗生素预防感染。一旦发生，应绝对卧床休息，并予以止痛药、肌松药和大剂量抗生素，必要时清除病灶，冲洗。

第二节　经皮内镜激光椎间盘切除术

一、概述

经皮内镜激光椎间盘切除手术（PELD）的原理及优缺点如下：

1. 原理

侧后路脊柱内镜术属于椎管外手术，避免了进入椎管及干扰椎管内结构，其原理有两种：①椎间盘内减压使突出物回纳，间接解除对神经根的压迫。②切除突出的椎间盘，甚至切除增生的骨赘、小关节，椎间孔成形，侧隐窝减压，直接解除对神经根的压迫。早期 AMD 技术以间接神经根减压为主，目前的经皮脊柱内镜技术如 YESS、EKL 等两者兼而有之。

2. 优、缺点

经皮脊柱内镜手术是一项真正意义上的微创手术，属于椎管外手术，避免进入椎管及干扰椎管内结构。它有以下优点：①保护硬膜外组织及神经血管结构，避免静脉瘀滞和慢性神经水肿。②防止硬膜外出血和随之而来的神经周围和硬膜外纤维化形成。③保护硬膜和神经精细韧带结构，该结构保证椎管内的神经结构在屈伸时活动自如。④防止传统手术中椎旁肌过度牵拉所致失神经支配。⑤防止在传统手术中由于去除骨质和关节突较多而导致的术后关节失稳和脊柱滑脱。⑥由于保留了部分完整的后纤维环及后纵韧带，减少了椎间盘疝复发的概率。⑦对于椎间孔内外的疝均可应用，避免了由于关节切除造成腰椎运动节段失稳。

但该方法也有一定的局限性，尽管随着技术的进步，适应证范围不断拓宽，但对游离的、移位的椎间盘取出仍较为困难，结合激光技术的侧隐窝减压，椎间孔成形技术一则需要昂贵的激光设备，二则学习困难，许多初学者望而却步，尤其我国从事该项技术的医师又不像国外那么专业。对于髂嵴水平较高的患者，穿刺成功亦有困难。另外，术中需要使用昂贵的 C 形臂 X 线机的投照，术者需暴露在 X 线下的时间较长。

二、器械

目前应用的经皮脊柱内镜种类众多，以 Wolf 公司生产的 YESS、Endospine kinetics limited 的 EKL 内镜、Stroze 公司生产的经皮脊柱内镜和 Dyonics 公司生产的经皮脊柱内镜四种为常用。最近推荐较多的为 YESS，它具有多个进出通道口。YESS 系统的手术器械：①多通道的 20°视野椭圆形脊柱内镜，工作通道直径 2. 7mm 并整合有特殊的冲洗管道（进水和出水），能与外鞘、镜顶端和工作通道相连。②开槽的工作套管设计，在到达椎弓根和关节突时，可以保护神经组织，便于椎间孔成形。③标准的可持续冲洗脊柱内镜，工作通道直径 2. 2mm，用于椎间盘内的组织碎片切除。④70°视野的可持续冲洗脊柱内镜，工作通道直径 4mm，用于单侧或双侧椎间盘内的组织碎片切除及韧带下的组织碎片切除。⑤用于椎间盘内和椎间盘外组织碎片切除的特殊器械。⑥用于关节突切开和椎间孔成形的器械。

主要手术器械有穿刺针、导针、扩张器、工作套管、环锯（纤维环分割器）及各种设计的髓核钳。

此项手术所需设备有手术床、器械台、C 形臂 X 线机、影像增强器、主机、图像监视器、美国 COHERENT Lumenis 公司的 100W Versa Pulse Power SuiteTM Holmium 钬激光仪或美国 Trimedyne 公司的钬激光、侧向冷钬激光探头、4.0 Dual RF Ellman 射频电波刀-120IEC 可曲性双极电凝、连续冲洗装置等和 Wooridul 脊柱医院内镜下工作通道内脊柱微创器械一套（枪钳、髓核钳、双极电凝、刮匙等）。

三、适应证

PELD 与传统开放经椎管椎间盘切除术适应证类似。每次内镜操作前进行该椎间盘水平的唤醒试验。

手术早期，如 AMD，比较一致的标准手术适应证如下：

（1）反复发作的腰腿痛，根性下肢放射痛重于腰痛。

（2）有与疼痛相符的体征，或其他症状如麻木、无力等。

（3）相关 CT、MRI 等检查与临床检查一致。

（4）正规保守治疗 4~6 周无效，出现进行性肌力减退、难治性腿痛和功能受损。

（5）经皮椎板间隙入路 L_5~S_1 椎间盘切除术的适应证。有限的移位或游离椎间盘，中央型椎间盘，尤其有较高髂嵴（骶髂间距大）的患者。

四、禁忌证

（1）有椎间盘突出但无神经根性疼痛。

（2）慢性椎间盘源性疼痛。

（3）非椎间盘病变所致的腰腿痛，如严重椎管狭窄症-晚期脊椎退行性改变或关节突增生、脊柱不稳。

（4）中央型椎间盘突出且有严重钙化。

（5）神经周围粘连的复发椎间盘突出，由于再次手术检查或牵出再次突出的椎间盘有可能导致硬膜撕破。

（6）马尾综合征患者。

（7）有游离的移位明显的椎间盘突出。

（8）脊柱病理性改变（骨折、肿瘤、急性感染）患者和孕妇。

所谓适应证和禁忌证是相对的，随着内镜技术及器械的进步和术者技术的熟练，许多早期认为是禁忌证的也可用经皮内镜技术处理，适应证的范围逐步扩大。早期 AMD 以单纯腰椎间盘突出为理想适应证，即纤维环尚未破裂或已破裂但后纵韧带完整者。影像学检查显示膨出或突出，排除椎间盘游离、钙化等，脱出移位至椎间孔外者也不适合。经椎间孔内镜的出现，可以去除极外侧型椎间盘突出，但骨赘、关节突肥大，游离髓核难以接近者仍不适合。第三代经皮脊柱内镜技术如 YESS、EKL 系统等内镜，尤其结合激光技术均可行骨赘、小关节切除，椎间孔成形术，侧隐窝减压，可治疗非包容型椎间盘突出，伴椎间孔轻度狭窄的椎间孔型椎间盘突出，极外侧型椎间盘突出。

五、手术操作

1. 手术室准备

经皮脊柱内镜下椎间盘切除术，是一项技术要求很高的手术。手术需要一间大的手术室，一系列专用手术器械和一个由若干人组成的手术小组。手术小组由下列人员组成：手术医师、器械护士、巡回护士、麻醉师、操作 C 形臂 X 线机的放射科技师等。器械护士应熟悉台上所用各种器械，以缩短操作过程，同时，收集椎间盘标本。若手术医师无其他医师作为助手，器械护士还应作为医师的助手。巡回护士负责术中冲洗液体，维护术中各设备正常运转，并熟悉备用器械。麻醉师使患者处于舒适、无痛状态，但术中应使患者保持清醒，以准确回答医师的询问，这点在手术的穿刺过程中十分重要。放射科技师能熟练摆放患者体位，操作 C 形臂 X 线机，清晰显示穿刺针和器械的位置，此项是经皮内镜手术的必备条件，也是制约此项手术广泛开展的重要因素之一。

术者一般站在有症状侧，C 形臂 X 线机一般置于术者对侧，图像监视器一般置于患者尾侧，当然亦可置于对侧，以便为术者提供良好的观察视野。将 C 形臂 X 线机用无菌巾或塑料套覆盖置于患者有症状侧。为避免污染，C 形臂 X 线机的旋转最好在手术台下进行。

2. 术前准备

（1）术前 1 天晚上洗澡，清洁腰背部皮肤。

（2）术前 12 小时禁食。

（3）术前向患者讲清楚主要手术过程及可能出现的情况，打消患者的恐惧心理，并告诉患者如何在术中配合，也应实事求是地告诉患者手术虽然为微创，但并非小手术，避免误导患者认为术后可以马上活动和恢复工作。

（4）术前 3 天要求患者练习俯卧位，以便适应 1 小时左右的手术过程，尤其对于年长者更应如此训练。

（5）其他准备：术前行 X 线、CT 和（或）MRI 检查、碘过敏试验。经皮 $L_5 \sim S_1$ 椎板间隙入路时，正位片确定椎板间隙有足够的工作空间。

3. 体位与麻醉

患者常规俯卧于透 X 线的手术台 Wilson 手术架上，腹部悬空避免腹腔静脉受压，脊柱屈曲，膝、髋关节屈曲，以抵消腰椎的生理前凸，也可避免坐骨神经过度紧张，以便于操作。经皮 L_5 ~ S_1 椎板间隙入路时，该体位可以增加椎板间隙宽度，便于操作；或者侧卧位于手术台，病变侧朝上，折叠手术台，使病变侧椎板间隙宽度增加。

一般采用局部麻醉。1%利多卡因局部浸润麻醉，必要时给予芬太尼镇静。术前及术中给予适当的镇静止痛药，但应保持患者清醒，尤其对于初学者，以便术中询问患者的感觉，尤其下肢的感觉，以免损伤神经根。

4. 穿刺点的确定和穿刺过程

PELD 技术入路包括经皮后外侧椎间孔入路、经皮椎板间隙入路与后侧旁正中入路。经皮后外侧椎间孔入路的解剖区域为安全三角工作区，进针点位于距患侧脊柱后正中线 8 ~ 12cm 处，与水平面成 25° ~ 30°，方向对准突出间隙的椎间孔。其入路与椎间盘造影、化学溶髓核术相同；经皮椎板间隙入路 L_5 ~ S_1 椎间盘切除术的解剖目标为 S_1、硬膜囊与 S_2 神经根之间腋下区的突出椎间盘（图 8-1）。进针点位于患侧旁正中线与L_5 ~ S_1 椎间盘水平线的交点，方向对准 L_5 ~ S_1 椎板间隙。经皮后外侧椎间孔入路、经皮椎板间隙入路的比较见图 8-2。

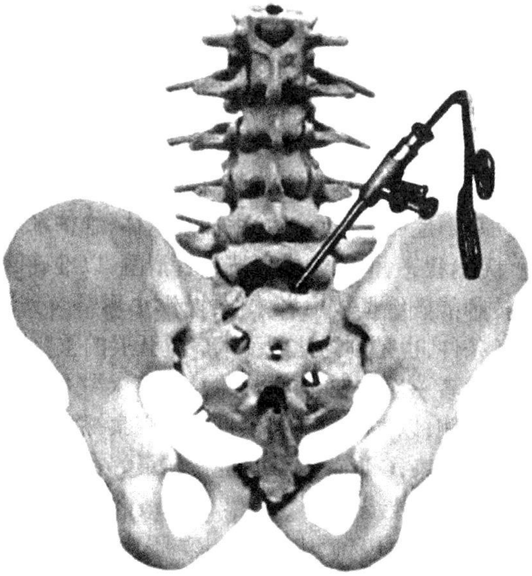

图 8-1　经皮 L_5 ~ S_1 椎板间隙 PELD 入路图

在 C 形臂 X 线透视下确定 S_1，以此为标志确定准备穿刺的椎间隙。将一约

5mm 粗的金属棒置于腰上方，首先透视下画出棘突连线的纵线，再使其平行于椎间隙，画出所要穿刺的椎间隙的体表背部平行于椎间隙的横线。

后侧旁正中入路，即椎间孔外（极外侧）入路为标准的脊柱旁手术入路。髂嵴较高、椎板间隙较宽的患者，选用经皮椎板间隙入路，其余的患者根据椎间盘突出类型分别采用后外侧椎间孔、椎间孔外（极外侧）入路。下面以经皮后外侧椎间孔入路为例，展示 PELD 的操作过程。

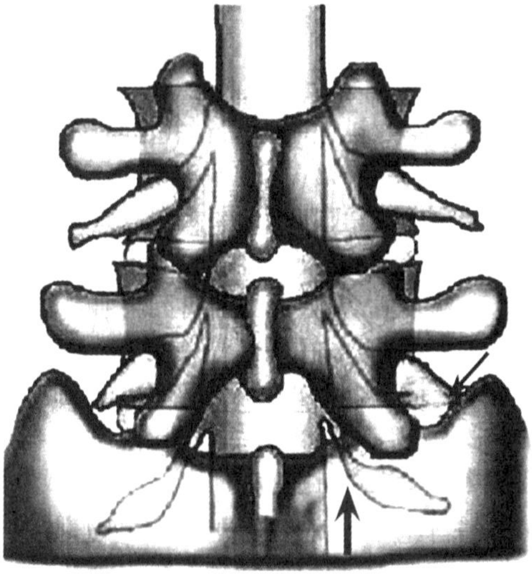

图 8-2　经皮椎板间隙（粗箭头）与后外侧（细箭头）入路比较

（1）穿刺点的确定：在 C 形臂 X 线监视下确定准备穿刺的椎间隙。将一 5mm 粗的金属棍置于腰上方，首先透视下画出沿棘突连线的纵线（后正中线），再画出所要穿刺的椎间隙的体表背部平行于椎间隙的横线。一般情况下，距中线棘突连线患侧旁开 8～10cm 处平行于此椎间隙处定位进针点，然后画出标记。当患者较胖时，则穿刺点略向外移，较瘦时，穿刺点稍向内移。但是若太靠外侧，则有可能进入腹腔，引起肠穿孔导致严重并发症；若太靠中线，则不能在纤维环旁通过。

（2）穿刺过程：在穿刺点以与躯干矢状面成 45°左右（35°～60°）进针，与椎间隙平行穿刺，边注入麻醉药，边旋入穿刺针，直至纤维环后外侧触到纤维环时，可感到针有韧性感，透视下确定穿刺针尖位置是否正确。

理想的后外侧入路针尖位置应该是：在正位透视下针尖位于椎弓根内侧缘连线以外，侧位透视下针尖位于相邻椎体后缘的连线上，这样的穿刺位置适于大多数后外侧椎间盘内镜下手术。但是对于椎间孔外的椎间盘突出则穿刺位置及放置器械位于椎弓根外侧线（图 8-3、图 8-4）。

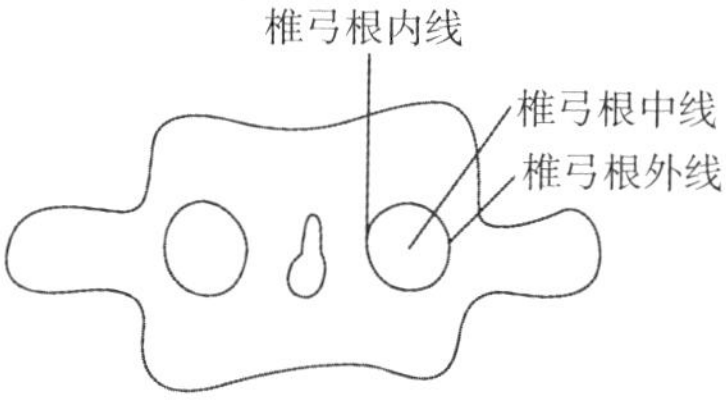

图 8-3　显示 X 线正位检查时椎弓根进针的关系

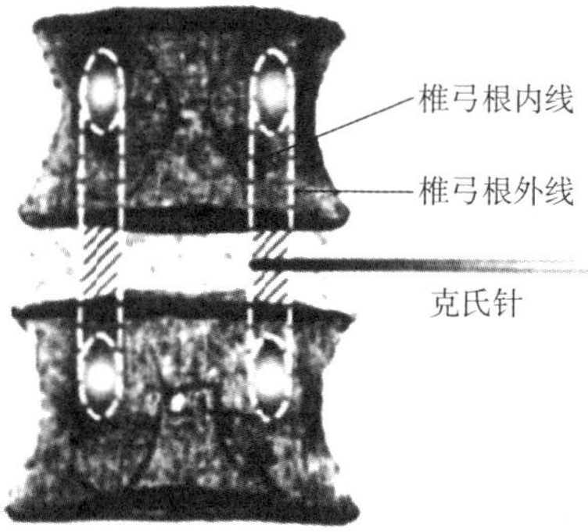

图 8-4　导针从椎间孔穿入，在相邻椎弓根内侧缘连线

（3）穿刺位置的精确定位、工作通道的正确放置对建立良好的镜下手术视野和精确地去除病变组织十分重要。理想的放置通常尽量靠背侧和头侧，从而可以安全地暴露行走神经根、硬膜外脂肪和突出的椎间盘。因此，穿刺针应放置在椎弓根的内侧缘，而不是椎弓根的中央。若工作通道尽量靠头侧，则可显露穿过该椎间孔的出口根以及由它构成的“工作三角区”（图 8-5、图 8-6）。工作三角区的前边界为穿出的神经根-出口根，下界为下方椎体的上缘终板，内缘为行走神经根、硬膜囊和硬膜外脂肪组织。工作三角区后方为下位椎体的关节突和相邻节段的关节突关节。穿刺针必须进入工作三角区，在冠状面，工作三角区可分为三个层面，椎弓根内缘线（代表椎管的外界）、椎弓根中线和外侧线。

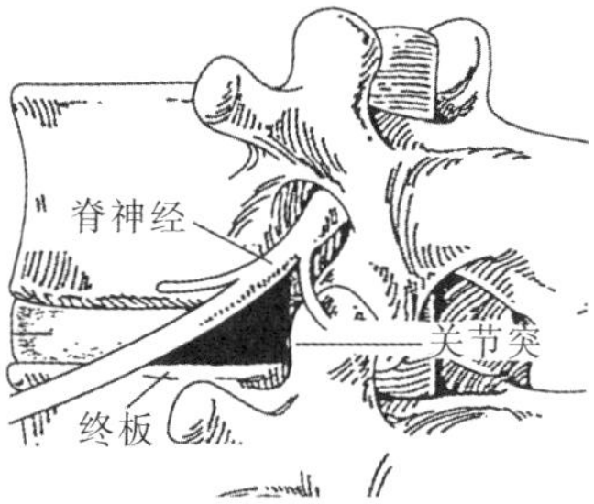

图 8-5　黑色示工作三角区

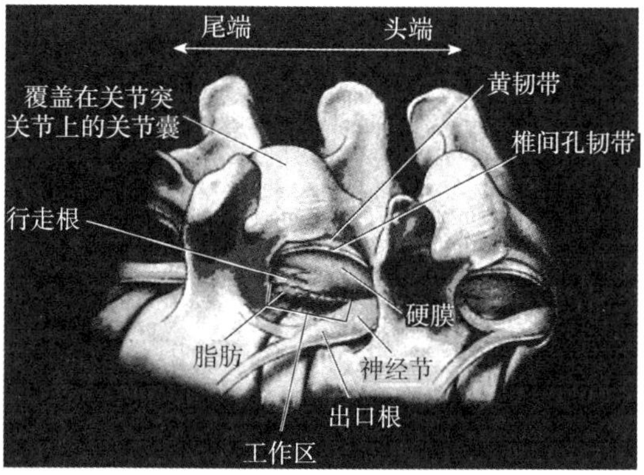

图 8-6　图示出口根、行走根及工作三角区

手术穿刺技术是经皮内镜下治疗椎间盘突出症的关键技术，是手术成功的关键。手术的时间也取决于穿刺的熟练程度，穿刺过程中除了熟悉脊柱解剖外，术中 C 形臂 X 线的实时监控也十分重要。

决定最佳穿刺进针点和穿刺路径的因素包括：正确的手术体位；摄正位片、侧位片和 Ferguson 位（通常是 20°~30°斜位）片时正确放置 C 形臂 X 线机；术前对患者的脊柱解剖、特殊解剖及病理条件，如脊柱侧凸、前凸等的影像学了解；运用几何概念正确判断角度、高度和空间范围的能力和理解每个腰椎节段解剖变异的空间变化。

（4）经皮内镜技术进针点的确定：经皮内镜技术特别强调穿刺方法，可将所有因素结合绘出一幅“蓝图”，代表着进针点、解剖径线和角度的计算，并将这一“蓝图”画于患者背部（图 8-7）。

术中准确放置 C 形臂 X 线机，无论摄正位片还是侧位片都要让 X 线与椎间隙平行，如终板在透视下成一直线则证明位置准确。

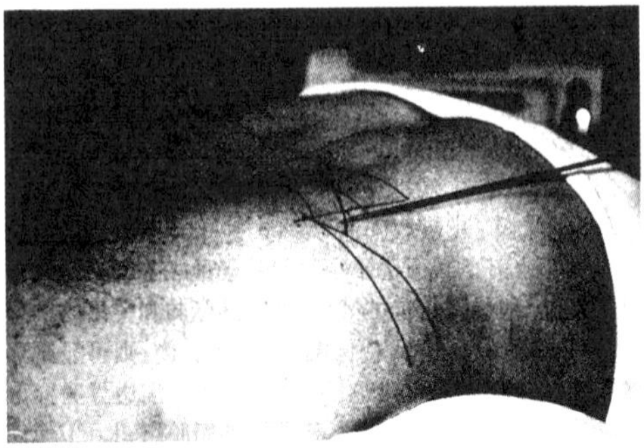

图 8-7　图示计算的 YESS 进针点在皮肤上的标记

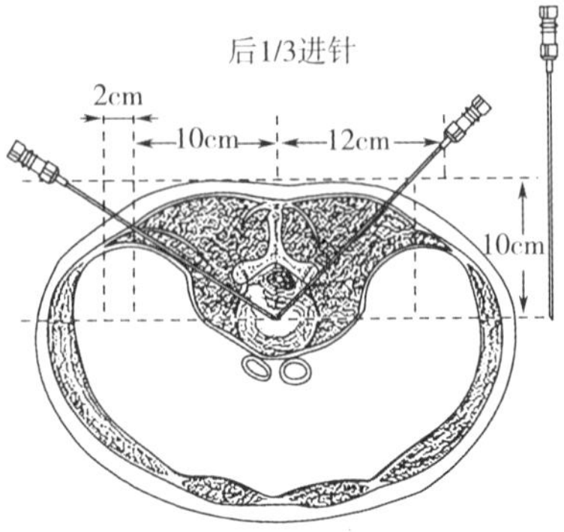

图 8-8　用几何学的原理计算进针点

图 8-7 和图 8-8 解释了单侧入路时计算进针点的几何原理，使器械经后外侧入路进入椎间盘中央。这里所运用的概念是一个等腰三角形，以这个等腰三角形的斜边作为进针路径。原理是在 C 形臂 X 线机侧位监视下，放置一根与椎间盘平行的不透 X 线的金属棒，其尖端与椎间盘的中心重叠，计算从椎间盘中央到患者背部皮肤的距离。同理可通过正位透视计算出椎间盘中心到患者侧面的距离。在腰椎正位片上距棘突取同样的距离（等于从椎间盘中央到患者背部皮肤的距离）构成等腰直角三角形的两边，而三角形的斜边则是到椎间盘中心的进针路径。

由于椎间隙的不同和有脊柱侧凸时角度变化的不同，椎间盘的高度和角度会在两个平面有所变化，每个准备手术的节段都要在“蓝图”上画出。因此，在背部画出一条沿棘突的连线，并沿着与下位椎体终板平行的方向画出在正位片上代表每个节段的横线。因为通常椎间孔在腹侧和下方较背侧和上方狭窄，进针路径如能平行于下位椎体的上终板，手术器械则可通过椎间孔的最宽部分而落在纤维环上，从而可以建立一个较好的位置让扩张器将横行的神经根和出该椎间孔的神经根从头侧向尾侧推离椎弓根，使神经有更多的空间。

“蓝图”画在患者的背部后，该椎间盘节段在侧位观上即可用作其他椎间盘节段的参考。但当C形臂X线机在正位上重新调整到与椎间盘平行时，最佳的皮肤进针点则要在画在患者身体的按腰椎前凸角度连接各节段椎间盘中央的连线上向头侧或尾侧移动。在正位观上画出的初始线条在侧位上得以延长。

在L_5~S_1节段，S_1宽大的关节突和高位的骨盆将使进针和器械的放置困难。因此，术前Ferguson位的X线检查十分重要。为了获得尽量靠后的位置，进入椎间盘时最好稍微靠上，刚刚越过上位椎体的下终板，但与S_1的上终板平行，这个位置对行走神经根和出口神经根的暴露最好，因为这时套管最靠近神经根的腋部。当尝试尽可能靠近神经根和硬膜囊放置套管时必须小心，防止在置入钝性的保护套管前移走穿刺针的过程中损伤神经根和硬膜囊。

在C形臂X线机侧位像上，$L_{4\sim5}$节段以上的每个节段都变得更为前凸。$L_{4\sim5}$和L_5~S_1的进针点由于L_5的陡峭角度而十分接近。

5. 放置导针与建立工作通道

（1）C形臂X线机确认穿刺针的位置正确无误后，拔除脊柱针针芯，行椎间盘造影，并做唤醒试验；从椎板间隙入路，硬膜外造影正、侧位片。沿脊柱针套管插入细长导针，取出穿刺针，再次表层局部麻醉，以导针为中心皮肤纵向切口6mm左右，深达深筋膜，沿导针插入序列扩张管，最后将工作套管插入椎间孔。如为经皮椎板间隙入路，需要最后将工作套管插入硬膜外间隙。

（2）YESS系统扩张器较特殊，有2个孔道，一个中心孔，一个偏心孔，其中一个可用于置入导针，另一个通道可用于注射麻醉药或必要时调整位置。当扩张器抵达纤维环时，取出导针。

（3）沿扩张器旋入工作套管，建立工作通道。YESS工作套管设计十分精巧，远端有圆形开口，一边斜形椭圆形开口，两边斜形椭圆形开口，既可避免神经根受损，又可清晰地观察椎管内硬膜外结构。侧方开槽的工作套管在到达椎弓根及关节突时，可以保护神经组织。术中助手紧握工作套管，使之紧压纤维环。否则，纤维环周围的肌肉及出血会影响视野，干扰对解剖结构的辨认。

注意整个过程中强调要应用C形臂X线机确认导针、扩张器及工作套管远端的位置。

6. 置入脊柱内镜，观察纤维环

将穿刺前事先连接好的内镜置入工作套管内，Ellman可曲性双极电凝止血，连续冲洗，冲洗液为含庆大霉素的冷生理盐水，Ellman 参数应用 50J。观察纤维环的结构。目前先进的第三代经皮脊柱内镜如 YESS 拥有特殊的进水和出水管道。应用冰盐水冲洗，手术视野更加清晰。在工作三角区内可以看到纤维环被疏松的脂肪组织覆盖。穿出的神经根恰位于椎弓根切迹之下，远端开口之后。若工作通道偏内侧，可见硬膜外脂肪组织和行走神经根。硬膜外脂肪团较纤维环周围脂肪团多，且它随着患者的呼吸运动活动。

7. 纤维环开窗，切取椎间盘

关闭冲水系统，取下脊柱内镜，用不同直径（2～5mm）的环锯逐渐旋切纤维环，进入椎间盘开孔，深度 1～1.5cm，切除一些椎间盘，再用各种髓核钳尽量取出突出的椎间盘碎片；或用电动器械切削椎间盘组织。也可插入内镜一边观察，一边用小髓核钳镜下夹取髓核，Ellman 可曲性双极电凝止血。椎间盘后方和后外方髓核组织去除后，可采用可弯曲杯形钳和上弯角杯形钳来清理纤维环内或韧带下的碎片。YESS 具有多个进出通道口，可允许吸引器通过操作孔。配合激光汽化残留髓核，双极射频探头（温度 60～65℃）修复撕裂的纤维环。用含庆大霉素的冷生理盐水连续冲洗，Ellman 参数应用 50J。应用钬激光切除残存的病变椎间盘、较厚而硬的纤维环附着处，并消融骨和骨赘。激光参数为能量 2.0J，频率 20Hz，动力 40W。椎间孔狭窄的患者，需应用椎间孔环锯和激光行椎间孔成形术：从下方切割上关节突的外缘，仔细减压，通过消融上关节突和椎间孔韧带而扩宽椎间孔，显示椎间孔结构和硬膜外腔，在清楚视野下切除突出的椎间盘碎块。对术后疗效不佳的患者施行 PELD 时，新的突出髓核（第一次遗留或再突出）和纤维环紧密粘连时，激光是很好的切割工具，一旦粘连分离，就容易取出。当神经根受压于侧隐窝和椎间孔时，内镜下减压一定要小心。转动工作通道，调节内镜视野，辨认硬膜外神经结构，即神经根、硬膜囊与腋下区；内镜下不正常的髓核像“蟹肉”，有助于辨认、切除余下的破裂椎间盘，椎间盘内减压。

应用 YESS 系统切取椎间盘时，强调“选择性内镜下椎间盘切除术”（SED）和“从内向外技术”。

选择性内镜下椎间盘切除术：定位针穿刺完毕后，拔出针芯，可行椎间盘造影术。腰椎间盘造影：由后外侧向安全三角区插入 18G 脊柱穿刺针。循着关节突滑行、穿刺入椎间盘、造影，并做唤醒试验。造影剂混合液使用 9mL Isovue 300 加 1mL indio carmine 染料，便于术中 C 形臂 X 线机实时监控操作和蓝染退变的椎间盘，以利病变的切除。indio carmine 是一种常见的染料，为泌尿外科医师用于定位膀胱内的输尿管开口。退变性的椎间盘组织可被染色，而正常的椎间盘组织较坚韧且富有弹性，不被染色。术中尽可能去除染色的椎间盘组织，因此称之为选择性内镜下椎间盘切除术（SED）。

当椎间盘突出位于椎间孔时，内镜会直接指向突出的基底部。若椎间孔处的突出较大或突出的基底部位于椎间隙内时，可以使用“从内向外技术”将突出部分还纳入椎间隙内而不从背侧将其去除，这样更加安全。此技术使椎间盘减压，并在椎间盘内产生一个操作腔隙。大部分的突出椎间盘如冰山一样，仅仅是其尖端部分突出于椎间隙外而大部分的突出组织仍位于椎间隙内。该技术减少了纤维环外层的血供破坏，使纤维环有机会得以愈合。一旦椎间盘减压，残余的组织碎片也易于去除。

使用可屈曲的双极射频探头探查硬膜外间隙，一则可以止血，二则看清硬膜外结构及是否有残留的移位髓核碎片，并消融髓核碎块。应用钬激光切除残存的病变椎间盘、黄韧带、较厚而硬的纤维环附着处，并消融骨和骨赘。激光参数为能量 2.0J，频率 20Hz，动力 40W。

以往对于大块的或者无移位游离椎间盘往往需要双侧穿刺的所谓双侧入路技术，此操作费时，损伤大，术中射线量大，目前各种髓核钳的设计已经能很好地取出髓核组织，双侧入路技术很少采用。

手术完成前，转动工作通道，调节内镜视野，辨认神经结构，仔细检查椎间盘、硬膜外脂肪、后纵韧带和行走神经根等，电凝探头止血。内镜下不正常的髓核像“蟹肉”有助于辨认，切除余下的破裂椎间盘，椎间盘内减压。术中冲洗水吊瓶中 3 000mL 生理盐水冲洗液可加入 16 万 U 庆大霉素和少量肾上腺素，使用前放置于冰箱中一定时间，冰盐水和肾上腺素有助于减少毛细血管出血。采用漂浮试验或让患者用力咳嗽检查神经根的减压程度，冲洗、止血，再用利多卡因、类固醇封闭。

8. 术终

去除内镜，拔除工作套管，皮内缝合 1 针，Steri-strips 贴创口，术毕。

六、术后处理

（1）术前和术中预防性静脉滴注抗生素各 1 次，口服抗生素和止痛药 1 周。

（2）腰围固定下手术当日可离床活动，术后数天内避免久坐，但最好术后第 2~3 天开始下地活动，日后逐渐增加活动量。

（3）指导患者进行腰背肌及下肢功能锻炼；腰围保护 1 个月后，开始康复训练。必要时应用激素和脱水药物以减轻手术对神经根的刺激。

七、并发症

与开放性手术一样，经皮内镜脊柱微创手术也有并发症，有些甚至十分严重，如椎间隙感染和神经根损伤，只是概率较小而已。

1. 椎间隙感染

这是一严重且难以处理的并发症，此并发症时有发生。除因椎间盘结构特点及血液循环差而抗感染力弱因素外，操作时穿刺针、髓核钳和内镜多次插入与抽出可能是导致椎间盘感染的重要原因。连台手术器械消毒不严格也是其中原因之一。因此，一定要对手术器械及手术间严格消毒，并按无菌技术操作。

多数椎间隙感染保守可以治愈，包括应用抗生素、卧床以及应用石膏及支具制动。也可以再次穿刺经皮内镜下去除感染的椎间盘组织、坏死及肉芽组织，而且若有条件，最好行双侧穿刺清除椎间隙感染组织，同时注入抗生素，同时还可取出病变组织培养，术后应用敏感抗生素。

2. 神经损伤

主要为穿刺过程中或放置扩张器、工作套管时挫伤神经根，或术后出血，出现相应肢体的皮肤感觉过敏。Kambin 报道 400 多例中出现 5 例，进一步治疗均好转。因此术中应用局部麻醉，患者保持清醒；操作过程中动作轻柔，遇有根性疼痛出现时，停止进针并稍将针退出，调整方向后，再继续穿刺；操作过程中应始终固定好工作套管，尤其注意选择应用 YESS 中特殊设计的套管，可有效地避免在钳夹髓核过程中损伤神经。术后注意对有出血倾向者应用止血药止血。必要时，可经过椎间孔行神经根封闭注射，以减少上述并发症。

3. 其他

如血管损伤、肠管损伤、腰大肌血肿、与器械有关的并发症均较少发生。若穿刺点过于偏外，则可能使针穿入腹腔，导致脏器损伤；偏内可能穿入肠管或大血管。因此一定要严格操作规程，术中 X 线密切监控，上述并发症可尽量避免。此外，反复应用的髓核钳的尖端在椎间盘切除过程中出现断裂，可经内镜取出断端异物。

八、疗效

经皮脊柱内镜下腰椎间盘切除术，据不同作者报道，总的手术满意率为 75%～90%。Kambin 对 175 例患者做了至少 2 年的随访，单通道手术优良率为 86%，双通道去除大块突出椎间盘的患者中，满意率为 92%。Kambin 和 Savitz 报道了 600 多例患者，满意率为 85%～92%，不到 2%的患者须行二次手术。Casey 对术前及术后影像学的评价阐明了该技术去除突出椎间盘碎块的有效性。Hermantin 于 1999 年发表一篇前瞻性随机研究报道，比较了开放手术和经皮脊柱内镜下显微椎间盘切除术（AMD）各 30 例，所有病例均为单节段突出，并且保守治疗 3 个月无效，通过患者自我评价和恢复到功能状态的能力分析，结果两组患者无显著性差异（开放性为93%，AMD组为97%）。但是AMD组患者恢复时间短，术中使用麻醉剂少。2002年，Yeung报道应用YESS治疗腰椎间盘病变307例患者，包括初发的、复发的、椎管内和椎管外的腰椎间盘突出症，术后随访1年以上，用改良Macnab方法评价其结果，89.3%获得优良结果，并发症仅为3.5%。随访率为91%，90.7%的患者表示满意，以后患同样病变愿意再接受该手术。

九、注意事项

1. PELD的优点

PELD是应用显微髓核钳经过4.5~7.4mm工作通道内镜，使用侧向开口的钬氩激光的椎间盘碎块切除术、椎间孔成形术（扩大椎间孔）和椎间盘热成形，它已成为治疗腰椎间盘突出最有效的方法之一。有学者回顾性研究PELD治疗6 522例腰椎间盘突出症患者的手术技术、疗效和并发症，VAS评分显著改善，ODI指数明显降低，总有效率为87.5%，与Kambin等报道的88.2%的有效率有可比性。

PELD的疗效与椎间盘突出类型的关系如何？按照Yeung等的分型标准，椎间盘突出分为中央型、旁正中型、椎间孔型和椎间孔外侧型。PELD治疗旁正中型腰椎间盘突出症的优良率高于其他三型，主要因为工作通道镜下髓核钳、激光和射频等手术工具易于到达旁正中型突出椎间盘进行操作，相对来说，椎间孔型和椎间孔外侧型腰椎间盘突出手术操作更靠近神经根，易于损伤，风险较高，而正中型腰椎间盘突出症多采用侧后外侧入路或旁正中线经皮椎板间隙入路手术，而手术对侧的突出椎间盘切除的彻底性有待进一步探讨。

PELD的基本概念为清楚视野下直接取出突出椎间盘，其疗效与治疗椎间盘突出的“金标准”（显微镜椎间盘切除手术）相近，属于“内镜艺术极品”。PELD的优点如下：①微创操作，减小了手术创伤，无须全身麻醉和切除椎板、破坏椎旁肌和韧带。②降低了术中与术后的并发症，术后极小的神经周围和硬膜外瘢痕形成，极少发生术后不稳、椎间盘炎等并发症的可能，术后疼痛非常轻。③手术时间短，可以门诊手术。④可即刻缓解症状，康复时间短。⑤皮肤伤口仅6~8mm。

PELD若能在MRI介导、实时监控下手术，更能保证有效性，降低出现并发症的概率。腋下区入路容易伤及神经根，硬膜外封闭可控制手术疼痛，硬膜外出血可由内镜下Ellman射频控制。用各种工作通道来解决取出病损不彻底的问题：虽然椎间盘碎片移出纤维环，在椎管内上移、下移或移到椎间孔，但若与手术入路间有一定的连续性，术中调整工作通道的方向，仍可以看见并取出。

侧向钬激光具有消融效能与光纤传输能力，可用于切割突出椎间盘和消融上关节突的骨赘。

2. PELD 手术入路

PELD 多选择经皮后外侧椎间孔入路，但是，此入路有局限性，尤其不适于髂嵴位置较高的 $L_5 \sim S_1$ 患者。后外侧入路也有技术争论：①对狭窄的椎管是否安全、有效。②与膝关节和肩关节相比，具有较小的工作空间。③在椎间盘碎块取出之前，必须产生椎间盘内工作空间。④只能取出手术工具所至之处的椎间盘碎块。

鉴于大部分 $L_5 \sim S_1$ 椎板间隙相对较宽，S_1 神经根较早分出，所以有可能应用经皮椎板间隙入路完成内镜激光椎间盘切除术，并且脊柱外科医师熟悉后方入路，其技术与 MED 技术相似，只是更微创而已。经皮椎板间隙入路除了具有 PELD 的优点外，还具有以下优点：①内镜下解剖与开放椎板切除术相似，脊柱外科医师较为熟悉，学习操作容易。②与后外侧入路相比，更直接进入突出椎间盘。③可以冲洗致痛化学介质，有助于术后症状改善。④易于取出游离的椎间盘组织。⑤尤其适用于髂棘较高的患者。

对于髂嵴比较高、椎板间隙比较宽、上移型椎间盘突出患者，可采用经皮后路椎板间隙入路。而对于髂嵴比较低的患者，包容型或下移椎间盘患者，多采用经皮后外侧经椎间孔入路。Ditsworth 经皮后外侧椎间孔入路行内镜下腰椎间盘切除术成功治疗 110 例患者，有效率为 95%，其内镜小、可弯曲，根据导管通道可以弯曲 90°。对椎间孔型和椎间孔外侧型椎间盘突出患者采用经皮后外侧椎间孔入路。Knight 等采用经皮后外侧椎间孔入路在内镜下行激光辅助椎间孔减压成功治疗 24 例 Ⅰ ~ Ⅲ度脊柱滑脱。椎间孔外侧型腰椎间盘突出症可选用经皮脊柱旁入路。

经皮内镜下腰椎间盘切除术是一项腰椎间盘病变治疗的新技术，可直视下去除椎间盘组织，不同于经皮切吸术。经椎间孔入路的内镜还可以成功地去除椎间孔及椎间孔外极外侧型的椎间盘碎片组织。此项技术成功的关键是正确穿刺和置入工作套管。局部麻醉的应用、正确选择穿刺点、解剖结构的熟悉及术中 C 形臂 X 线机的监视可以避免神经损伤等并发症的发生。但是由于其学习掌握困难，加上我国从事脊柱内镜的医师不能很好地专业化，术中对 C 形臂 X 线机的过分依赖，医师接触过多 X 线，尽管与后路脊柱内镜比较其微创优势显而易见，但在我国普及推广，仍需做大量工作。

后外侧经皮腰椎间盘减压术自 1973 年报道以来，内镜腰椎手术仍然发展缓慢，经皮技术也开展较慢，主要原因为“学习曲线”较陡峭，学习难度大和禁忌证较多。可通过以下方式降低技术难度：①简化而准确的 C 形臂 X 线定位。

②应用解剖学术语来辨认腰椎 C 形臂 X 线监视下的标志，以便使用内镜。③强调从皮肤进针点到突出椎间盘顶点的最佳入路。

第三节　经皮射频椎间盘髓核成形术

一、经皮射频消融颈椎髓核成形术

自 20 世纪 90 年代以来，随着高能射频技术的发展，射频消融髓核成形术先后被用于治疗腰椎间盘突出症和颈椎间盘突出症。低温等离子体消融即“冷消融”技术是利用射频电场产生等离子薄层，使离子获得足够动能，打断分子键形成切割和消融效果，使大分子分解成单元素分子和低分子气体（O_2、H_2、CO_2）。冷消融过程是一种低温（40～70℃）状态下细胞分子链的断裂，功能有切割、紧缩、止血、焊接作用。当所设置的能量低于产生等离子体的阈值时，组织的电阻会导致热效应，从而使组织收缩或起止血作用。射频消融髓核成形术用于治疗颈、腰椎间盘源性疼痛和椎间盘突出症是运用 40℃ 低温射频能量在椎间盘髓核内部切开多个孔道，移除部分髓核组织，完成椎间盘内髓核组织重塑，并配合 70℃ 热凝封闭，使髓核内的胶原纤维汽化、收缩和固化，缩小椎间盘总体积，从而降低椎间盘内的压力，达到治疗目的。

1996 年，Houpt 等报道了人的新鲜尸体椎间盘内射频产生热量所致温度变化情况，当探头尖部温度为 70℃ 时 11mm 以外的组织温度不会超过 42℃；而且不是对椎间盘的直接热变，仅是改变了椎间盘的生化状态。Troussier 等在人的新鲜尸体研究中发现，射频消融髓核成形术对髓核组织的消融和热固缩作用没有导致髓核组织坏死，并且局限于髓核内部，终板和椎体不受影响，热量引起的温度变化不超过 3～4℃。Nau 等报道髓核成形术的核心瞬时温度可达 80～90℃，但高温和致命性热损伤只是在距核心很小的范围内，在其 3～4mm 处温度降低了 60～65℃。Chen 等研究发现，射频消融髓核成形术引起髓核的变化仅局限于髓核内，对周围组织（终板、椎体、后纵韧带、神经根）不会造成结构损害或热损伤；该术与椎间盘内压力的降低程度和脊柱的退变水平有密切关系，能明显降低没有退变的椎间盘内压力，而对高度退变的椎间盘没有减压作用。

经皮射频消融颈椎髓核成形术是美国 Arthro Care 公司首先开发的一项技术，起初用于关节镜手术、骨科腱性炎症打孔术、颅脑外科及耳鼻喉科等。由于是采用低温冷融切技术，因此组织损伤小、安全性较好。国外 Lewis 首先报道，国内有学者也分别报道了 PCDN 的初步结果。PCDN 的作用原理主要是将低温等离子体消融与微创热疗技术相结合，用冷融切的低温（约 40℃）汽化技术去除部分髓核组织，再利用加温技术使胶原纤维收缩变性及聚合固化，使椎间盘体积减小，从而达到快速有效的椎间盘减压的目的。PCND 技术由于临床应用时间较短，病例有限，暂未见明显并发症的报道。

（一）器械与方法

1. 手术器械

C 形臂 X 线机、Arthro Care 2000 型等离子体手术系统。

2. 手术方法

患者仰卧位，颈背部垫软枕，使头稍后仰。常规皮肤消毒、铺无菌巾。在 X 线荧光屏监视下确定穿刺椎间隙，进针点约在中线旁 2~3cm（即甲状腺外缘与颈动脉之间）。从健侧进针：拇指紧贴椎体外缘将颈动脉向外推开，以 2%利多卡因 0.5~1mL 局部麻醉后，将等离子体手术系统汽化棒套管针在 X 线机下刺入病变椎间隙，拔出针芯，将汽化棒（Perc DC，颈椎刀头）通过套管进入椎间隙，连接主机并将功率设置为 3 挡，热凝约 1 秒，如出现刺激症状应立即停止并重置汽化棒；如无刺激症状则在 X 线机下缓慢来回移动并同时旋转汽化棒，采用多通道技术，一般 3~4 个通道，每个通道先消融约 10 秒后热凝约 10 秒。术中监测病情变化，术毕拔出汽化棒及套管，稍加按压后外敷止血贴即可。手术前后预防性应用抗生素，术后 3 天恢复正常活动，术后颈托保护 2 周。

术中注意事项：①颈背部软枕不宜垫得过高，以免患者产生疼痛不适。②局部麻醉药物不宜注射得过多。③穿刺部位不宜太靠近中线，以免损伤甲状腺组织，造成术中及术后出血。④无论采取仰卧位还是侧卧位，穿刺切割时应密切注意穿刺器械的深度及患者的感觉，有时汽化棒接近椎体后缘或软性突出物时，患者可有一侧肢体或全身触电样感觉，可能是窦椎神经受到刺激所致，应予以注意，以免损伤脊髓前静脉丛或脊髓。⑤严格无菌操作，预防椎间隙感染。

（二）适应证与禁忌证

1. 适应证

颈肩部疼痛、上肢放射痛、麻木或有眩晕，排除其他相关疾病，且 MRI 证实有颈椎间盘突出患者。①单纯的颈椎间盘膨出或突出患者。②以膨出或轻度突出患者效果好。③中度突出也能收到满意的疗效。

2. 禁忌证

以下患者不宜进行髓核成形术：①后纵韧带肥厚。②椎体后缘骨质增生。③重度黄韧带肥厚及椎管狭窄。④颈椎短及肥胖者 $C_{6\sim7}$ 由于肩部阻挡，不易看清椎间隙，手术应小心不要损伤周围组织。⑤巨大椎间盘突出或脱出，出现颈脊髓压迫征象者。

在临床实践中把握好手术适应证，除认真研究症状及体征外，仔细研究

MRI 中每个椎间隙在矢状面和冠状面的突出部位、方向及压迫程度十分重要。单纯的颈椎间盘突出症患者，过伸、中立、过屈的动态位 MRI 或 CT 检查显示过伸位脊髓压迹加重而过屈位压迹减轻的患者，射频消融髓核成形术能取得确切而良好的效果；过屈位脊髓压迹无明显减轻的患者，说明其纤维环已破裂，后纵韧带的弹性也差，而且已引起一定程度脊髓变性的患者，射频消融髓核成形术效果不佳；对部分颈髓变性患者，射频消融髓核成形术后也可有较好的恢复。

（三）并发症

射频消融髓核成形术治疗椎间盘突出症临床并发症报道较少，主要为穿刺部位疼痛，或新出现疼痛区域，一般均可自行缓解，也有可能发生椎间盘炎，损伤脊髓、硬脊膜和神经根，损伤血管形成血肿等。Bhagia 等对 53 例射频消融髓核成形术的患者进行随访，76%的患者术后出现穿刺部位疼痛，26%出现麻木或麻痛感，15%出现疼痛症状加重，15%出现新的疼痛区，2 周后均自行缓解。此外，等离子刀头断裂的发生率较低。

二、经皮射频消融腰椎髓核成形术

自 20 世纪 40 年代 Mixter 和 Barr 成功地采用手术方法治疗腰椎间盘突出症，开创了腰椎间盘突出症手术治疗的新纪元以来，椎间盘开放式摘除术已成为治疗腰椎间盘突出症的标准术式，但随后数十年的临床研究和实践发现，开放式的手术对脊柱稳定性破坏相对较大，存在一定的手术并发症，如神经根损伤、神经根粘连、硬膜外血肿、硬膜破裂、椎间隙感染等。理想的手术应是以尽可能小的创伤有效地摘除椎间盘破碎组织，解除神经根的受压。随着现代微创脊柱外科的兴起与发展，国内外众多学者开展了广泛的研究，使腰椎间盘突出症的治疗从椎板切除、椎板间开窗，发展到化学髓核溶解、经皮穿刺椎间盘切吸、经皮激光椎间盘减压、经皮低温等离子射频消融髓核成形术、经皮内镜激光椎间盘切除术、显微内镜椎间盘摘除、椎间盘内电热疗法髓核消融、纤维环成形术、显微腰椎间盘摘除术等微创手术，这些微创外科治疗方法相继成为研究热点。这里介绍经皮射频消融腰椎间盘切除术。

低温等离子射频椎间盘消融技术问世于美国。1996 年，Yeung 首先在经皮内镜引导下，应用 ELLMAN 射频机的射频消融技术治疗 500 例腰椎间盘突出症，于 2000 年在《纽约西奈山医学杂志》报道其临床取得很好的疗效。该技术于 1999 年获得 FDA 许可，目前主要应用的是 Arthro Care 2000 型等离子组织汽化仪。国内学者于 2002 年报道低温等离子射频椎间盘消融术治疗颈、腰椎间盘突出症。

经皮低温等离子射频消融髓核成形术用于治疗腰椎间盘源性疼痛和椎间盘突出症，原理是运用40℃低温射频能量在椎间盘髓核内部切开多个槽道，移除部分髓核组织，完成椎间盘内髓核组织重塑，并配合70℃热凝封闭，使髓核内的胶原纤维汽化、收缩和固化，缩小椎间盘总体积，从而降低椎间盘内的压力，减轻椎间盘组织对神经根的刺激，以缓解症状，达到治疗目的。它是随着微创外科的发展而逐渐兴起的，是目前国内外已被广泛接受的应用介入微创技术治疗腰椎间盘突出症的一种方法。

（一）器械与方法

Arthro Care 2000 型等离子组织汽化仪，腰椎系统等离子刀头，C 形臂 X 线机。

1. 术前准备事项

（1）将 Arthro Care 2000 等离子体手术系统、C 形臂 X 线机连接电源，并认真检查，保证其使用性能完好。

（2）安置手术体位：腰椎间盘突出症患者采用俯卧位时，安置体位前将小方桌置于手术床的尾部，并垫上毛毯，以利于操作 C 形臂 X 线机时不被手术床中央的柱子所影响。患者俯卧后在胸部、腹部、髂嵴部两侧垫上软枕，使胸、腹部悬空，不影响患者的呼吸及循环功能。

（3）由助手或巡回护士协助常规皮肤消毒，配制局部麻醉药液，用2%利多卡因与0.9%氯化钠注射液配制成1%利多卡因20～40mL。按无菌操作打开 Arthro Care 2000 型等离子手术刀头及连接线给术者并连接好机器，打开电源，使机器处于备用状态。

（4）由助手或放射科人员穿上含铅 X 线防护服，根据手术进展情况及定位要求协助操作 C 形臂 X 线机，并密切观察病情。

2. 操作方法

（1）手术取俯卧或侧卧位，常规消毒铺巾。

（2）在 C 形臂 X 线机下确定正确的椎间隙并定位，手术进针点取脊柱棘突中线旁开7～9cm 范围，局部浸润麻醉，在 C 形臂 X 线机正侧位监视下将穿刺针与皮肤成15°～45°角置入椎间盘内。

（3）将与 Arthro Care 2000 组织汽化仪相连接的特制工作棒（直径0.8mm）在 C 形臂 X 线机监视下沿针芯进入椎间盘内，设置工作棒功率为4挡。

（4）脚踏开关，在椎间盘内以较慢的速度来回移动工作棒，对髓核组织进行汽化和固化。缓慢来回移动的同时旋转汽化棒1周，汽化和固化过程各约1～1.5分钟。汽化过程中如出现同侧腰或下肢抽搐、发麻，暂停汽化，调整汽化棒方向、深度或擦干汽化棒上的血迹后即可继续进行手术。

（5）退出工作棒及穿刺针，用创可贴或纱布覆盖创口。

术毕即可行弯腰及直腿抬高，观察2~3天，常规应用抗生素3天，可同时给予脱水和神经营养药物治疗，第2天开始腰背肌锻炼；3天后戴腰围下床活动，活动量循序渐进。不同医师推荐的术后活动量不同，由于过度的活动或负重可能诱发椎间盘再次突出，因此，医师往往要求患者术后限制负重或弯腰活动3~4周。虽然这可能是目前采取的最为广泛的措施，但几乎没有文献报道支持这种长时间的活动限制。有报道表明术后无限制活动患者的手术成功率和再次突出率与限制活动的患者相当。

（二）适应证与禁忌证

经皮低温等离子射频消融髓核成形术是一种用于治疗腰椎间盘源性疼痛和椎间盘突出症的微创技术，像很多手术方法一样需要选择好正确的手术适应证才可以取得很好的手术疗效。从国内外学者的临床报道可概述出以下几种手术适应证及禁忌证。

1. 适应证

①轻中度椎间盘突出患者，椎间盘造影阳性。②腿痛（伴或不伴腰痛）6个月以上，保守治疗无效而又不具备开放手术指征者。③根性症状腿痛大于腰痛，直腿抬高试验阴性。④MRI证实包含型椎间盘突出（后纵韧带下或外层纤维环下），其突出物小（<6mm），只有1~2个节段突出，CT显示纤维环和后纵韧带没有破裂。⑤椎间盘源性下腰痛，椎间盘高度和邻近正常椎间盘相比>50%，椎间盘造影阳性。

2. 禁忌证

①脊柱和椎间盘严重退变，椎间盘的高度丢失多于33%，椎间盘内含水量严重减少。②椎间盘脱出，其脱出物大于椎管矢状径的1/3。③髓核游离。④侧隐窝狭窄。⑤椎间隙狭窄。另外，国外学者Salvatore等报道的还有椎体前移、先天性椎体发育异常、椎间盘及椎体感染、马尾综合征、椎间盘造影阴性及椎体不稳等也列为其禁忌证。

（三）并发症

1. 疼痛

穿刺部位疼痛或新出现疼痛区域，一般均可自行缓解；国外学者Bhagia等曾对53例射频消融髓核成形术的患者进行随访，术后24小时76%的患者出现穿刺部位疼痛，26%出现麻木或麻痛感，15%出现疼痛症状加重，15%出现新的疼痛区，2周后均自行缓解。

2. 损伤

脊髓、硬脊膜和神经根。

3. 椎间盘炎

相对少见，呈急性或迟发性起病，多发生在术后 2~27 天，有或无发热症状，多数为不规则发热，也有体温达 40℃者。患者腰背部肌肉痉挛，活动后加剧，椎旁压痛和叩击痛，当神经受压时，可出现神经损害表现。其治疗要注意绝对卧床休息、促进炎症局限和消退、大量使用抗生素、腰部制动等，待临床症状消失后予以石膏或支具保护下床活动。国内学者张年春等报道采用射频消融髓核成形术治疗 28 例腰椎间盘突出症患者，术后随访 12~33 个月，并发椎间盘炎 1 例，进行腰椎融合术后治愈。

4. 损伤血管形成血肿（腹膜后出血等）

大血管损伤致大出血非常少见，其发生主要与术者操作不熟练、解剖变异以及没有正确的正侧位 X 线透视有关。术中、术后一旦发现有血管损伤，视情况轻重，轻者血肿形成后可自行吸收，重者可通过动脉栓塞或外科干预等方法及时处理。

5. 等离子刀头断裂

较为少见，主要与术者操作熟练程度及手法有关。

（四）注意事项

1. 必须严格选择手术适应证

因本法适应证要求较为严格，在腰痛伴有下肢放射痛的情况下，只有在纤维环和后纵韧带无破裂，即“包容型”椎间盘突出症时方可取得满意的疗效，而椎间盘脱出、髓核游离、侧隐窝狭窄、椎间隙狭窄、椎体明显唇样增生或钙化型椎间盘突出症等则应为禁忌证。

2. 操作者须具有从事临床脊柱外科多年的工作经验

必须对髓核成型的原理、适应证的选择、手术操作规程及并发症处理等方面有较全面的了解，且独立进行髓核成形术手术操作之前必须在有经验医师的指导下进行一段时间的专门训练。

3. 手术过程要严格在无菌手术室进行

一般不主张在 X 线机房操作，以免发生感染，另外手术室巡回护士要熟练掌握手术方法、手术步骤和 Arthro Care 2000 型等离子体手术系统及 C 形臂 X 线机的性能、操作程序、保养及术后处理，这样才能保证机器设备的性能保持完好的状态，更好地为患者服务，保证手术的顺利完成。

4. 等离子射频消融术治疗椎间盘突出症是近几年开展的手术

等离子体手术系统具有以下几点优越性：①融切温度低（不超过 54℃），热穿透仅 1mm，无周围组织损伤。②汽化棒可任意到达治疗部位。③同时具备融切、成形、清理、紧缩及止血等多种功能。④手术全程为汽化消融，无固体颗粒残留。⑤损伤极小（外套针粗细相当于18号注射针头），操作简单，耗时少，疗效佳，恢复快，并发症少，费用低。手术在局部浸润麻醉下进行，患者术前、术后不用禁食，手术无切口，术后无瘢痕，并且操作简便，术中、术后无出血，术后并发症少，患者痛苦少，住院时间3~5天，在适应证范围内患者和家属乐于接受。整个手术过程中，患者处于意识清醒状态，故做好术前访视，与患者进行有效的沟通，争取做到患者主动配合手术，是手术顺利完成的关键之一。给患者提供人性化服务，在手术允许的情况下，尽可能给患者提供舒适的手术环境。

从当前的研究结果来看，射频消融髓核成形术具有其他手术不可替代的优点，目前在国内外得到不断推广和应用，但其具体疗效也必须在与其他治疗椎间盘的方法相比较，在大量的病例随访被证实后，才可以被广大医务人员及患者所接受。射频消融髓核成形术是一种治疗腰椎间盘突出症的微创手术，其有效性和安全性对于治疗椎间盘源性下腰痛和（或）腿痛的包容型椎间盘突出，且经过保守治疗无效而又不具备开放性手术指征的患者是必须要考虑的。因该微创技术在临床应用的时间尚短，虽然近期疗效好，但远期疗效还需学者及临床使用者进一步观察和研究。

参考文献

［1］Jason C Eck，Alexander R Vaccaro. 脊柱外科手术学［M］. 皮国富，刘宏建，王卫东，译. 郑州：河南科学技术出版社，2017.

［2］阿尔温德·巴韦. 现代脊柱外科技术［M］. 梁裕，译. 上海：上海科学技术出版社，2016.

［3］刘尚礼，戎利民. 脊柱微创外科学［M］. 北京：人民卫生出版社，2017.

［4］张俐. 中医正骨学［M］. 北京：中国中医药出版社，2016.

［5］莫文. 中医骨伤常见病证辨证思路与方法［M］. 北京：人民卫生出版社，2020.

［6］赵文海，詹红生. 中医骨伤科学［M］. 上海：上海科学技术出版社，2020.

［7］马克拉比·布林克尔. 创伤骨科学精要［M］. 章莹，夏虹，尹庆水，译. 北京：科学出版社，2018.

［8］李增春，陈峥嵘，严力生，匡勇. 现代骨科学［M］. 北京：科学出版社，2018.

［9］张光武. 骨折、脱位、扭伤的救治［M］. 郑州：河南科学技术出版社，2018.

［10］邱贵兴. 中华骨科学［M］. 北京：人民卫生出版社，2017.

［11］姜文晓. 常见足踝损伤的诊疗及足踝关节镜技术［M］. 北京：科学技术文献出版社，2017.

［12］汤锦波. 手外科技术［M］. 济南：山东科学技术出版社，2017.

［13］洪光祥. 手外科手术要点难点及对策［M］. 北京：科学出版社，2018.

［14］艾尼·米吉提，沈洪涛，陈聪. 临床骨科学［M］. 厦门：厦门大学出版社，2020.

［15］王一民，刘黎军，邓雪峰. 实用创伤骨科学［M］. 北京：科技文献出版社，2019.

［16］梅西埃. 实用骨科学精要［M］. 戴闽，姚浩群，译. 北京：人民军

医出版社，2016.
[17] 加德纳·西格尔．创伤骨科微创手术技术［M］．周方，译．济南：山东科学技术出版社，2016.
[18] 霍存举，吴国华，江海波．骨科疾病临床诊疗技术［M］．北京：中国医药科技出版社，2016.
[19] 胥少汀，葛宝丰，徐印坎．实用骨科学［M］．北京：人民军医出版社，2015.
[20] 邱贵兴，戴尅戎．骨科手术学［M］．北京：人民卫生出版社，2016.